AF390655

ISBN : 978-2-9572761-0-3

© Alan Caugant

Tous droits de reproduction, d'adaptation et de traduction, intégrale ou partielle réservés pour tous pays.
L'auteur est seul propriétaire des droits et responsable du contenu de ce livre.

« *Le vrai voyage, ce n'est pas chercher de nouveaux paysages mais un nouveau regard* ».

Marcel Proust

PRÉFACE

« *Performe et tout ira bien pour toi et ta famille* ». C'est ce que l'on m'a inculqué. C'est ce que j'ai longtemps cru. C'est ce que la réalité m'a confirmé plus de 17 années à coup de salaires enviables et d'applaudissements tacites. « *That's a very good job, Alan, you must go on* ». Missions d'envergure, fonctions valorisantes, primes conséquentes, belle maison, bonnes écoles pour les enfants… Bingo, papa, maman et la société avaient raison : plus tu travailles, plus tu réussis et plus « tout va bien », pour toi et pour les tiens. Convaincu d'être sur le « bon chemin », j'ai longtemps bataillé pour atteindre les objectifs inatteignables que me fixaient mes N+1. Non sans y sacrifier plus d'un week-end et des heures de sommeil que je n'ose même pas compter.

> *« Je m'présente, je m'appelle ~~Henri~~ Alan,*
> *J'voudrais bien réussir ma vie, être aimé,*
> *Être beau, gagner de l'argent,*
> *Puis surtout être intelligent*
> *Mais pour tout ça faudrait que j'bosse ~~à plein temps~~ à plus que*
> *plein temps. »*

J'ai longtemps collé aux paroles de Balavoine et pensé que tout allait bien.

Pourquoi remettre en question un système que tout le monde plébiscite et félicite ? Pourquoi interroger une réussite que chacun envie ?

Surtout que tout va « pour le mieux » : à même pas 40 ans, je fais partie des expatriés nantis qui profitent d'un très bon train de vie, j'ai une épouse merveilleuse et trois beaux enfants, et entre une réunion et un call je trouve le moyen de me lancer des défis de semi-marathon – il faut au moins ça pour évacuer les tensions et mettre le cerveau en off une heure ou deux. Même au cœur du surmenage, ma tête essaie de se convaincre que « *everything is alright* ». D'autant que dans le contexte actuel, il vaut mieux avoir l'air d'être heureux (à défaut de l'être vraiment). On ne peut pas se plaindre ni dire que ça va mal. Non non, il faut performer, performer, ne rien lâcher, encore et encore. Toujours plus même, car l'adrénaline des défis relevés a un goût plus addictif que celui du vin rouge ou du whisky pour un alcoolique. *Workalcoholics* : c'est bien ce que j'étais devenu. À mon propre insu.

Nous sommes l'histoire de notre vie… Jusqu'à ce que tout ne s'écroule. Ma mission, ma santé, ma confiance, mes croyances. L'été 2019, alors que je travaille 70h par semaine (pour ne pas dire plus) sur un nouveau gros projet que ma soif de challenge m'a encore poussé à accepter, mon entreprise me plante un coup de poignard dans le dos. Pour des questions diplomatiques sur lesquelles je ne m'attarderais pas ici, on cherche à m'évincer alors même que j'ai toujours tout donné. Sentiment de trahison, de déception, de désillusion. Le poids du désenchantement s'ajoute à celui de toutes ces années de stress accumulé. Mon moral vrille, mon corps s'effondre, mon mental me lâche. Verdict sans appel : *burn out*.

Quand on a appris à n'exister qu'à travers son travail et que tout s'arrête du jour au lendemain, c'est l'anéantissement total. Un matin, on se lève et on prend soudainement conscience que nos 17 dernières années ont été complètement vides au fond. D'un coup, plus rien ne fait plus sens. Tout ce qu'on nous a inculqué, tout ce que l'on croyait être vrai, tout ce qui semblait fonctionner, tout ce qu'on prenait pour acquis, s'évapore subitement. C'est une forme de mort. Une mort terrible car ce sont toutes les croyances sur lesquelles on s'était bâti qui décèdent.

Du chaos émerge alors cette question hautement philosophique : qui suis-je ? Quel est le sens de ma vie maintenant ? Qu'est-ce qu'une vie réussie au final ? Autant de sujets qui ne sont absolument pas à l'ordre du jour des réunions professionnelles ni des questionnements intérieurs quand on vit en mode robot programmé pour la réussite.

Au début, c'est le néant. Après le trop plein, le grand vide. Avec le burn out, le *black out*. On ne sait plus rien, on se sent perdu, déboussolé, privé de repères et de vérités. On se relève le jour où on commence à lâcher prise sur la peur du manque. On se dit qu'il serait peut-être temps de faire des choses que l'on aime. On commence à s'écouter et à analyser ce qui nous rend heureux. Et cela peut-être une part de gâteau breton... Prendre le temps de retrouver des saveurs qu'on avait oubliées.

Que faire quand on ne sait plus rien ? Lire. S'ouvrir. Trouver des réponses auprès de ceux qui en proposent. Platon, Spinoza, Nietzsche, Pascal, Sartre, Peguy, Frankl sont devenus mes nouveaux collaborateurs au sein du Comité de direction de l'entreprise qu'est celle de ma vie. Cela a amorcé une forme de renaissance. J'ai commencé à réapprendre à vivre en prenant pour guides non plus les croyances de mes parents et les diktats sociétaux mais ceux que j'avais décidé d'écouter.

Et puis, pour donner du sens, il y a ce livre. Ce livre qui porte mes apprentissages et mes plus intimes convictions. Ce livre qui retrace le cheminement de ma mort et de ma renaissance. Ce livre qui se veut un message de bienveillance pour éviter l'oubli.

« Il faut et faudra sans cesse rappeler que cela fût » - Henri Borlant (survivant de la Shoah)

Je ne suis pas le seul à être tombé du haut de mon beau bureau. J'ai rencontré de nombreuses personnes ayant vécu le même type de chute lors de mon séjour à la clinique spécialisée dans le burn out à Paris.

Ce n'est pas pour rien que cette forme de dépression, nouveau fléau du XXIème siècle, a été reconnue comme maladie par l'OMS. Elle n'est cependant pas encore considérée comme maladie professionnelle, les entreprises refusant d'endosser leur responsabilité.

Quoi qu'il en soit, j'ai l'intuition que cet ouvrage certes avant tout personnel trouvera aussi écho chez toute une communauté en quête de compréhension et de clés pour se relever.

Si j'écris ce livre, c'est pour partager tout ce que j'ai appris, par mon expérience et grâce à mon nouveau « Comité de direction », dans cette épreuve que je ne m'attendais pas à vivre.

C'est pour transmettre de possibles voies de rémission et de l'espoir à ceux qui se sentent au bord de la chute ou n'arrivent pas à se relever.

C'est pour aider ceux qui veulent épauler leurs proches mais ne trouvent pas les mots, le temps ou les solutions pour les soutenir.

Si j'écris ce livre, c'est aussi et surtout pour mes enfants Mattis, Amélia et Alicia, qui m'ont vu travailler dur, monter haut, descendre bas.

J'ai toujours voulu leur transmettre que rien n'est dû, que rien n'est gratuit. Que s'ils voulaient avoir la chance de vivre dans les mêmes conditions privilégiées que papa et maman plus tard, il faudrait qu'ils y mettent du leur. Que ce n'est pas une question de bonnes notes, de premier de la classe, de mentions très bien. Que l'important et tout ce qui compte, c'est de faire de son mieux.

Peu importe le résultat tant que l'on sait que l'on a donné son maximum. J'aimerais à travers ce livre non seulement leur raconter mon parcours mais aussi leur transmettre mes valeurs, ainsi que mes réflexions sur la vie et le sens qu'elle peut revêtir. Pour qu'eux-mêmes trouvent le sens qu'ils voudront lui donner. Pour qu'ils aient leur propre boussole par-delà les aléas de la vie.

Pour qu'ils ne pensent pas que performer est une fin en soi et une condition du bonheur. Et ce n'est pas mon Comité de direction qui me contredira ! « *Toute destruction qui ne suit pas sa raison d'être s'autodétruit* », affirmaient les philosophes Grecs de l'Antiquité. Ainsi, selon eux, si nous ne suivons pas notre raison d'être, nous finissons par nous détruire nous-mêmes. Cette autodestruction souvent inconsciente se manifeste sous forme de douleurs et de souffrances et peut aller jusqu'au burn out – je parle en connaissance de cause.

Lors de mon burn out, je me suis intéressé aux ouvrages de développement personnel francophones et anglophones. J'ai énormément lu, en quête de réponses, de conseils, de lumière... Mais aucun des innombrables livres remplissant les rayons des librairies n'a répondu à mes questions existentielles de manière claire ni structurée ni satisfaisante. C'est alors que, quand j'ai trouvé mes réponses, m'est venue l'idée d'écrire moi-même l'ouvrage qui éclairerait tous ceux qui ont été dans la même impasse que moi et tous ceux qui veulent trouver un sens à leur vie. C'est l'objectif du livre que vous tenez dans vos mains : vous soumettre des clés pour définir votre raison d'être et vous assurer de vous construire une vie sans regret.

CHAPITRE 1

De Saint-Nazaire à Curitiba

L'enfance, quoi qu'on en dise, n'est jamais facile. On s'illusionne en y voyant un paradis perdu. Elle a certes sa part d'insouciance mais elle a aussi son lot d'épreuves, de chagrins et de doutes. C'est en grande partie elle qui nous lègue nos croyances, du fait de notre éducation et nos premières expériences. Si je raconte ici quelques bribes de mes premières années de vie, c'est pour montrer comme cette enfance influe sur la construction de nos pensées. Elle est le socle même de notre façon de voir le monde, notamment de notre vision du bonheur et de la « réussite ».

Je suis né le 17 juin 1980 dans un décor breton sans prétention. Mon père était ouvrier à Montoir de Bretagne, dans une usine d'engrais, plus précisément une filiale du groupe Total qui portait le nom ironique de « *La Grande Paroisse* ». Il travaillait énormément pour que « nous ne manquions de rien » tandis que ma mère se consacrait à notre éducation à moi et mes deux grands frères. Si l'amour était bien présent, le martinet l'était aussi. Nous n'avions pas intérêt à faire un pas de travers si nous ne voulions pas y avoir droit, et encore moins à ramener des mauvaises notes. « *Ramène des bonnes notes, ça t'évitera de faire le travail de Papa* », nous laissait-on miroiter. On nous berçait dans l'idée qu' « *un homme qui travaille bien et qui a de la conduite est toujours sûr de ne manquer de rien* » pour reprendre les mots de Charles Péguy dont je relaterais ce passage encore bien d'actualité entendu dans la pièce de Luchini[1] :

---

[1] Extrait de la pièce de Fabrice Luchini *Des écrivains parlent d'argent*

« (...) Tous les trois [les parents, les instituteurs et les curés], ils nous enseignaient cette morale, ils nous disaient qu'un homme qui travaille bien et qui a de la conduite est toujours sûr de ne manquer de rien. Ce qu'il y a de plus fort c'est qu'ils le croyaient. Et ce qu'il y a de plus fort, c'est que c'était vrai.

Les uns paternellement, et maternellement ; les autres scolairement, intellectuellement, laïquement ; les autres dévotement, pieusement ; tous doctement, tous paternellement, tous avec beaucoup de cœur, ils enseignaient, ils croyaient, ils constataient cette morale stupide (notre seul recours ; notre secret ressort) : qu'un homme qui travaille tant qu'il peut, et qui n'a aucun grand vice, qui n'est ni joueur, ni ivrogne, est toujours sûr de ne jamais manquer de rien et comme disait ma mère qu'il aura toujours du pain pour ses vieux jours. Ils croyaient cela tous, d'une croyance antique et enracinée, d'une créance indéracinable, indéracinée, que l'homme raisonnable et plein de conduite, que le laborieux était parfaitement assuré de ne jamais mourir de faim. Et même qu'il était assuré de pouvoir toujours nourrir sa famille. Qu'il trouverait toujours du travail et qu'il gagnerait toujours sa vie.

Tout cet ancien monde était essentiellement le monde de gagner sa vie. On se demande souvent d'où est née, comment est née cette vieille morale classique, cette vieille morale traditionnelle, cette vieille morale du labeur et de la sécurité dans le salaire, de la sécurité dans la récompense, pourvu que l'on se bornât dans les limites de la pauvreté, et par suite et enfin de la sécurité dans le bonheur. Mais c'est précisément ce qu'ils voyaient ; tous les jours. Nous, c'est ce que nous ne voyons jamais, et nous nous disons : Où avaient-ils inventé ça. Et nous croyons, (parce que c'étaient des maîtres d'école, et des curés, c'est-à-dire en un certain sens encore des maîtres d'école), nous croyons que c'était une invention, scolaire, intellectuelle. Nullement. Non. C'était cela au contraire qui était la réalité, *même. Nous avons connu un temps, nous avons touché un temps où c'était cela qui était la réalité. Cette morale, cette vue sur le monde, cette vue du monde avait au contraire tous les sacrements scientifiques. C'était elle qui était d'usage, d'expérience, pratique, empirique, expérimentale, de fait constamment accompli. C'était elle qui savait. C'était elle qui avait vu ».*

Malgré ces croyances collectives qu'on ne manquait pas de nous rappeler régulièrement, je n'étais pas des plus besogneux à l'école - ce qui ne m'empêchait heureusement pas de passer mes examens avec succès. Je ne voyais aucun intérêt à la lecture à cette époque. Je préférais vivre la vie à pleines dents, ce qui signifiait pour moi jouer un maximum au foot avec mes voisins et mes frères. Mon père nous emmenait voir des matchs le samedi et j'admirais le fameux jeu à la nantaise de Jean-Claude Suaudeau. J'étais tellement passionnée par ce sport que je rêvais secrètement de devenir footballeur professionnel. A cet âge-là, on baigne dans une belle innocence, assez forte pour nous persuader que rien n'est impossible. Idéalisme perçu comme immature que ma mère s'appliquait à corriger pour renforcer ma capacité à supporter l'incertitude.

L'innocence, c'était aussi la joie de faire des bêtises avec mes frères le soir dans la chambre que nous partagions. Il n'était pas rare que mes parents, qui dormaient dans la pièce à côté, soient réveillés par nos bagarres de chaussettes en boules ou nos cris. Pour nous calmer, on avait le droit aux exercices type cahier de vacances ou aux lignes à recopier.

La pleine innocence est éphémère et fragile. Enfant, on est comme des éponges : on ressent tout. Alors que j'ai à peine 8-10 ans, le chômage s'abat sur mon père et je vis de plein fouet la détresse qu'il engendre. Les fins de mois sont difficiles, l'inquiétude se fait sentir même si les mots ne la disent pas. Nous ne sommes pas les seuls dans cette situation. Les Trente Glorieuses sont en fin de course, la révolution industrielle est en marche. Les usines ferment, beaucoup sont délocalisées dans les pays de l'est pour des raisons de compétitivité. Les grandes entreprises montent en puissance, les économies d'échelles entrent au cœur des préoccupations du capitalisme. La capacité des structures organisationnelles et des processus de production à fonctionner à grande échelle s'avère à la fois terrifiante et inspirante. Par ailleurs, la notion d'entreprise comme machine économique et financière commence à ébranler son image de cadre sain et sûr où les individus peuvent se réaliser tout au long de leur carrière à travers un travail stable et gratifiant. Désormais, règnent l'insécurité et l'incertitude dans un climat bien plus anxiogène.

La situation est aussi dure à assumer financièrement que moralement. Cela dit, mon père ne laisse rien transparaître. Dans la culture bretonne, ça ne se fait pas de démasquer ses émotions. Elles sont jugées contre-productives ; on leur préfère l'intellect, et surtout l'action. Nourri de cette culture du non-dit, j'ai toujours cru qu'il fallait paraître fort et bien enfouir ses états d'âme. Avec du recul, je pense qu'accepter ses émotions peut permettre de se fixer des limites. Et Dieu sait si cela m'aurait été utile dans ma carrière...

Finalement, c'est pendant les vacances que je voyais mes parents le plus heureux. Nous allions souvent chez mes grands-parents paternels à Loctudy dans le Finistère, où nous enchaînions parties de pêche à pied et de pétanque dans ce qui nous vivions comme une parenthèse enchantée. Dans cette parenthèse, s'immisçait parfois la valeur travail. Ainsi, toute la famille s'est attelée à ramasser des algues pendant plusieurs étés. Celles-ci étaient utilisées pour fabriquer des produits de beauté et faire des flans. Un moyen comme un autre d'avoir un peu d'argent supplémentaire pour payer nos fournitures scolaires à la rentrée. Chacun avait sa place et sa contribution dans ce travail d'équipe estival qui incarnait l'harmonie du groupe et l'effort partagé au service d'un objectif commun.

J'ai la chance d'avoir eu (et d'avoir toujours) une famille très présente, surtout du côté paternel avec notamment une grand-mère d'exception. On l'appelait Mamie Tété et elle incarnait à la fois la bienveillance et la sévérité. Disons qu'elle était à l'image du granit breton : froide à l'extérieur, chaleureuse à l'intérieur, avec une force et une résistance impressionnante. Il faut dire qu'il valait mieux être costaud pour vivre dans son petit penty au fond de la rue de Kareck-hir. Adossé à la dune, celui-ci faisait le dos rond lors des coups de tempêtes et réservait de longues soirées humides en hiver. Mamie Tété était de celles à qui le travail ne fait pas peur. Elle faisait des ménages dans les résidences secondaires. Sans doute est-ce d'elle, en plus de mes parents, que nous tenons mes frères et moi le sens du travail bien fait et le goût du service.

« Le travail bien fait est toujours récompensé »

À force d'efforts et de persévérance, mon père finit par obtenir une mutation interne à Lyon au sein d'une usine pétrochimique du Groupe Total. Nombreux étaient pourtant les candidats. Cela ne fait que nous conforter dans la croyance que l'on nous a dite et répétée : *le travail bien fait est toujours récompensé*. Cependant, la décision de quitter la Bretagne pour la Rhône-Alpes n'est pas facile à prendre. Mes frères et moi avons 14, 16 et 18 ans et mes parents se demandent s'ils vont réussir et se plaire loin de leur contrée natale. Le choix du départ s'impose finalement de lui-même, le choix étant limité dans notre région bretonne où fermeture d'usines et licenciements économiques n'en finissent pas de faire la une des journaux. Un voyage en terre inconnue s'organise alors.

À Lyon, capitale de Guignol et de la gastronomie française, un nouvel avenir se dessine. À travers ce changement de cap de mon adolescence, je gagne en adaptabilité et en flexibilité, des qualités qui seront essentielles à mes futures expatriations. Ma mère commence à travailler afin d'assurer le financement de nos études, honorant la croyance parentale que l'éducation est un investissement pour l'avenir. En même temps, cet effort de sa part nous conditionne indirectement au devoir de la réussite scolaire, et plus tard sociale. Parents et grands-parents ont toujours voulu nous inculquer et démontrer qu'on n'arrive pas au sommet en dépassant les autres mais en se dépassant soi-même. Pour moi, un dépassement entraîna l'autre...

Contrairement à ce que pourrait laisser croire la suite de ma carrière, mes études secondaires furent une traversée longue et fastidieuse. Mon manque de clarté sur mon projet professionnel n'aidait en rien ma motivation déjà limitée, au point que je dus passer deux fois mon bac scientifique pour le décrocher. Un gros échec aux yeux de mes parents qui s'étaient tant battus pour nous assurer un avenir... Pour ma décharge, j'ai passé mon premier bac en 1998 en pleine épopée des bleus, ce qui, au vu de ma passion pour le football et des exploits de l'équipe tricolore, ne facilitait ni ma concentration ni ma motivation à réviser...

« *Si tu trébuches toujours sur la même pierre, c'est qu'elle est dans ta chaussure* » - Proverbe Berbère

Déjà du haut de mes 18 ans, j'avais en tête qu'il ne fallait pas confondre le chemin et la destination. Ce n'est pas parce que c'est orageux aujourd'hui que l'on ne se dirige pas vers le soleil – parole de Breton !

« *Toutes nos actions se rattachent à des appréciations de valeur.* » - Friedrich Nietzsche

Du fait de notre éducation, nous héritons de nombreuses croyances mais aussi de certaines valeurs. Depuis notre plus tendre enfance, nous sommes ainsi conditionnés par un certain nombre de vérités (en tout cas de ce que l'on nous présente comme tel) qui influeront notre façon de penser et de voir le monde mais aussi notre façon de vivre nos émotions. Il faut savoir que notre manière de rire et de pleurer provient à 80% de nos parents, de notre entourage et de la société ! C'est ainsi, que nous le voulions ou non : nous avons une tendance naturelle à suivre aveuglément les comportements du plus grand nombre, le plus souvent sans nous en rendre compte. On ne se pose pas la question - et on ne nous incite pas à nous poser la question - de savoir si le mode de vie et de penser que l'on nous propose nous convient. On suit le mouvement. Et on sait comme les idées reçues peuvent être contagieuses...

Complétons ici la citation de Nietzsche qui insiste sur le poids des valeurs :

« Toutes nos actions se rattachent à des appréciations de valeur et toutes les appréciations de valeur sont soit personnelles, soit acquises, ces dernières étant de loin les plus nombreuses. Pourquoi les adoptons-nous ? Par peur, c'est à dire que nous croyons plus avantageux de faire comme si elles étaient les nôtres et nous nous habituons si bien à cette dissimulation qu'elle devient finalement notre seconde nature. »

Les valeurs qui ont guidé notre enfance s'ancrent en nous. Elles deviennent la colonne vertébrale de nos choix et de nos motivations. Elles nous orientent, nous influent, nous habitent. Pour les sciences sociales, elles représentent un concept central depuis leur origine.
Ainsi, pour Durkheim comme pour Weber, elles sont fondamentales pour expliquer l'organisation et le changement, au niveau de la société comme de celui des individus. On les utilise pour caractériser les individus ou les sociétés, pour suivre les changements au cours du temps, et pour expliquer les motivations de base qui sous-tendent attitudes et comportements.

Si je devais lister les valeurs qui ont dominé mon enfance, je citerais celles de Réussite, de Pouvoir, de

Conformité, de Tradition, de Sécurité et de Bienveillance. Ce sont là pour ainsi dire les six piliers de mon éducation. Il s'agissait en somme d'accéder au succès grâce à mes compétences et performances (*Réussite*), d'obtenir un statut social prestigieux source de richesse et de reconnaissance (*Pouvoir*), d'obéir bien sagement aux normes sociales (*Conformité*), de ne surtout pas déroger aux valeurs et modèles reçus (*Tradition*), de s'assurer une stabilité personnelle, financière et familiale solide (*Sécurité*), le tout en adoptant un comportement normé facilitant au mieux les relations avec les autres (*Bienveillance*). Vous noterez que certaines de ces valeurs vont de pair (par exemple Conformité et Sécurité) tandis que d'autres s'opposent (par exemple Madame Bienveillance ne fait pas forcément bon ménage avec Monsieur Pouvoir). Cela ne favorise pas toujours nos prises de décision personnelles et professionnelles ni notre harmonie intérieure. Comment marier Pouvoir et la Bienveillance ? Que prioriser entre Réussite et Sécurité ? Comment honorer toutes ces obligations sans s'oublier soi-même ?

J'ajouterais à ces valeurs le devoir d'exemplarité. En effet, pour les générations de mes parents et grands-parents, il était essentiel de toujours « donner l'exemple ». « *Quel exemple donnes-tu ?* », s'insurgeait-on quand je m'étais mal conduit à l'école ou dans la rue. Le fait est que la transmission s'opérait par l'exemple. Aujourd'hui, cela semble moins de mise, dans la mesure où l'individu vit moins pour assurer la continuité de ses ancêtres que pour actualiser sa propre vie. De nos jours, peu importe de donner l'exemple et d'honorer la tradition. Il s'agit de s'épanouir personnellement dans son présent et ses projets futurs, non à travers le passé. Ainsi, les valeurs morales traditionnelles que nos parents nous ont pour la plupart léguées, tels la fidélité, l'effort ou encore le devoir, sont en pleine décadence. Par ailleurs, la plainte via la revendication est devenue une raison d'exister bien davantage que l'action. Se demander quelle société nous souhaiterions choisir n'est plus réellement d'actualité, les enjeux politiques, éthiques, environnementaux et économiques du siècle demeurant sans réponse. Chacun agit pour son propre épanouissement, pas du tout selon un plan collectif. Certains économistes adoptent même une approche plutôt machiavélique : ils stigmatisent l'action par la peur en lançant des menaces comme quoi si nous n'agissons pas pour nous et pour ceux que l'on aime, alors les générations futures se retrouveront dans une situation catastrophique. L'individu et son épanouissement personnel deviennent le centre de tout et les diktats de Tradition, de Conformité, de Sécurité commencent à en prendre sérieusement ombrage.

« Celui qui suit la foule n'ira jamais plus loin que la foule qu'il suit. Celui qui marche seul peut parfois atteindre des lieux que personne n'a jamais atteints. » - Albert Einstein

Si les valeurs de mon éducation étaient bien ancrées en moi, j'ai toujours nourri aussi un rêve d'aventure et d'ailleurs. Je voulais explorer le monde, sortir des sentiers battus, cheminer au-delà de Lyon et de ma Bretagne natale… Ce désir profond venu de je ne sais où m'a poussé à prendre des initiatives et faire mes propres choix. Il a aussi impulsé mon souhait professionnel d'œuvrer en faveur du développement de l'industrie française dans les pays émergents. J'ai structuré mon parcours universitaire en conséquence.

« *Un but sans plan est juste un souhait* » - Antoine de Saint-Exupéry

C'est ainsi que j'ai osé franchir les frontières, avec tout de même une empreinte très forte des devoirs de Réussite, de Pouvoir, de Tradition, de Conformité, de Sécurité et de Bienveillance que m'ont transmis mes parents. Une empreinte qui a influé considérablement mes choix mais que je considère aujourd'hui avec une certaine distance.

« *La meilleure façon de réveiller ses rêves, c'est de se réveiller* » - Paul Valéry

J'en étais à la fin de ma double terminale. Le bac enfin en poche, je décide d'aller à l'Université Sciences Economie et Gestion de Lyon III. Un choix que je n'ai pas regretté, ne serait-ce que parce que j'y ai fait ma plus belle rencontre, celle de ma première amoureuse qui deviendrait 10 ans plus tard mon épouse – et l'est toujours. J'y rencontre aussi parmi mes professeurs Monsieur Trottignon, spécialiste de l'économie des pays émergents. C'est lui qui m'a transmis sa passion pour les pays émergents et notamment l'Amérique Latine. Dès lors, un rêve se dessine : celui de devenir un acteur multiculturel dans des entreprises françaises implantées à l'étranger. J'ai conscience, éducation aidant, que je dois me donner les moyens de conquérir mon rêve. C'est ainsi que chaque été je travaille à la Poste au guichet des challenges commerciaux durant mes années universitaires, afin d'économiser en vue de possibles stages lointains.

Quand on a un projet en tête et en cœur, il est plus facile de se motiver. Match ou pas match, je ne rechigne plus à travailler et, en 2001, je réussis le concours d'admission à l'IUP Economie Internationale qui me permettra d'obtenir l'unique titre d'Ingénieur maître en Sciences de Gestion au sein de ma promotion. Je réussis ensuite l'oral pour intégrer le DESS Management Franco Latino-Américain, formation unique et très prisée, grâce à ma motivation mais aussi grâce au précieux soutien de monsieur Trottignon qui a toujours cru en moi et mes compétences.

« Rester, c'est exister mais voyager, c'est vivre. » – Gustave Nadaud

C'est en 2003 que commence mon épopée à travers le monde. Mon premier pas vers l'inconnu se fait au Brésil. A 23 ans, je pars y finir mon DESS lors des cours du soir dispensés à l'Université Pontifica de Curitiba, tandis que la journée je travaille sur un projet stratégique pour l'entreprise RENAULT VI avec qui j'avais gardé des contacts lors de mes stages universitaires.

Je ne rentrerai pas dans les détails de mon CV, je raconterais juste que cette première expérience internationale amorça un long chemin d'expatriations, à savoir 10 années en poste allant de l'Argentine à la Chine en passant par l'Afrique du Sud, l'Indonésie et la Thaïlande.

Partir ainsi est un choix que nous avons mûrement réfléchi avec mon épouse. Nous savions qu'un tel éloignement en famille impliquait divers challenges. Nombreux sont ceux qui voient l'expatriation comme un exil au paradis teinté de luxe et d'exotisme. Certes, c'est une expérience exaltante qui a son lot d'avantages mais elle n'est pas aussi simple qu'il n'y paraît. D'une part, elle requiert un investissement de départ très fort. On nous missionne de gros objectifs avec peu de temps pour les réaliser. La pression est grande et nous ne sommes pas au 35h à l'étranger. D'autre part, le choc culturel n'est pas forcément facile à assumer sur le long-terme, le blues peut menacer à certains moments, les parents comme les enfants d'ailleurs, et un sentiment d'isolement et de spleen peut se faire sentir au sein de la famille. Enfin, d'un point de vue professionnel, je me suis souvent senti oublié dans mes missions hors France. Les RH ont tendance à mettre les expatriés au fond du tiroir. Nous sommes loin du siège et n'avons pas écho des dernières nouvelles du groupe, on oublie de nous transmettre des informations, on tarde à nous répondre. Le retour peut s'avérer difficile également, il faut gérer l'après, sans cesse se réadapter, dans un sens et dans l'autre.

C'est un parcours passionnant qui enrichit en autonomie, en connaissance de soi, en adaptabilité, en flexibilité, et je ne regrette pour rien au monde de l'avoir vécu et fait vivre à ma famille. Mais il ne faudrait pas idéaliser non plus les joies de l'expatriation, elle a aussi son package de difficultés. J'insisterais sur le fait que toute expatriation doit s'inscrire dans un projet familial et non seulement professionnel et personnel. Car si vous vous expatriez et qu'épouse et enfants ne se plaisent pas dans le pays de votre mission, vous aurez du mal à vous concentrer sur celle-ci. Pour éviter cette déconvenue, il me semble essentiel de solliciter un voyage de reconnaissance avant tout départ définitif. De nombreuses entreprises omettent malheureusement ce point en se focalisant uniquement sur le plan carriériste. « Le reste suivra », prétextent-ils. C'est loin d'être vrai et l'épanouissement familial est à mon sens essentiel à un réel épanouissement professionnel.

Tout au long de mes pérégrinations en Amérique du Sud, en Afrique et en Asie, j'ai gravi les échelons dans le secteur automobile, non sans beaucoup d'efforts et de travail. VIE, commercial, responsable des ventes, directeur de filiale, Vice-Président ventes et stratégie… Je vivais cette progression fulgurante avec beaucoup d'excitation. C'est galvanisant de se voir grandir ainsi. Les responsabilités s'accumulent, tout comme l'argent, les voyages de rêve, les belles choses, sans parler de la reconnaissance dont j'ai fait l'objet auprès de nombreux CEO – Groupe AB Volvo, RENAULT-NISSAN… Se dessine de fil en aiguille une vie réussie que tout le monde nous envie. C'est là que les choses commencent à se gâter… En tout cas c'est là qu'elles ont commencé à se gâter pour moi.

CHAPITRE 2

Du burn-in au burn-out :
un burning man à Jakarta

Après Buenos Aires, Panama city, Johannesburg, Pékin, me voilà titulaire d'un gros poste à Jakarta, toujours dans le secteur automobile. Au départ, j'ai été recruté pour restructurer le réseau de distribution des marques Nissan et Datsun dans le but d'assurer leur croissance et la satisfaction de leurs clients sur ce territoire stratégique. Je suis très motivé par cette mission et présente avec enthousiasme ma stratégie au Board de Nissan qui valide mon projet de restructuration et réorganisation. Délai imparti pour remplir mes objectifs : 6 mois, autant dire un timing de l'ordre de l'impossible pour un chantier de cette envergure. Mon goût du défi n'en est que stimulé et je m'investis à 200% dans cette nouvelle aventure. Je ne suis pas du genre à faire les choses à moitié et, au-delà des objectifs financiers et commerciaux de ma fonction, je prends à cœur ses enjeux humains. J'ai toujours prôné un management humaniste. Je veille à bien former, encadrer et accompagner la nouvelle équipe que je recrute, et à faire en sorte que chacun soit motivé et investi au quotidien. Cela me demande énormément d'implication mais les retours et résultats que je reçois sont extrêmement gratifiants et me stimulent dans mon engagement.

En 6 mois, non sans heures sup et montées d'adrénaline, nous remplissons nos objectifs mon équipe et moi pour notre plus grande fierté et satisfaction, cela étant le fruit d'énormes efforts individuels et collectifs.

En guise de reconnaissance, on étend alors mes responsabilités à celles de Vice-Président commercial, puis 4 mois plus tard, de Président Directeur en Intérim. Tout cela cumulé bien sûr, c'est cadeau ! Loin de nous laisser abattre, moi et mon esprit de challenge y voyons une opportunité en or pour faire preuve de mes capacités à tout mener de front, l'objectif ultime étant de prendre la responsabilité d'un centre de profit et devenir à terme Patron pays. J'ai confiance en mes capacités. Et puis après tout, si je me suis investi à 200% sans sourciller, je peux bien monter la cadence à 300 ou 400%... ou plus ? Je ne le sais alors pas encore mais le burning man a déjà commencé. Si mon corps n'en montre aucun signe extérieur, il brûle déjà à l'intérieur. Retour sur le déclenchement de l'incendie.

Le symptôme du « super héros »

À force de courir après les deadlines impossibles et les objectifs surdimensionnés, on a le souffle court et le costume ruisselant. Mais on se sent fort, maître de la situation. Preuve en est qu'on arrive toujours à trouver les ressources pour faire face, ne pas lâcher la course, répondre aux attentes de notre équipe et de nos supérieurs. Il y a une forme d'adrénaline à flirter avec ses limites... Mais ces limites, les connaît-on vraiment ?

Quand on est en pleine croissance professionnelle, on n'est pas spécialement sujet aux grandes remises en question.
D'une part, on n'a pas le temps pour ; d'autre part, on est porté par la pression à la performance si tendance dans notre société. Des signes de stress et de fatigue ? *« Pas grave, c'est juste un coup de mou. »* Les vacances ? *« On en prendra plus tard »*. La vie de famille ? *« Attends ma chérie, je dois répondre à ce message »*. Le burn out ? On sait bien que ça existe mais ça ne nous concerne évidemment pas, on a un bon mental et on maîtrise la situation.

« Everything is under control »

De nature perfectionniste et ambitieuse, j'ai l'habitude depuis le début de ma carrière à faire face à des missions difficiles requérant un investissement intense. Les hauts objectifs ne me font pas peur, d'autant que mes précédents succès n'ont fait que m'inciter à poursuivre sur la voie de la Réussite que l'on m'a tant glorifiée depuis mon plus jeune âge. Or qui dit Réussite dit Travail. J'ai toujours en tête les mantras de mon éducation : « *On n'obtient rien sans effort* ». Au fil de ma carrière, ils se sont précisés : « *Travaille sérieusement. Sois professionnel. Développe, restructure, réorganise, fidélise, performe, et ta carrière avancera.* » Tel est mon drive et il me réussit plutôt bien : ma capacité de travail est encensée par mes collègues et ma direction. Au fil des challenges relevés, une sensation de toute puissance s'empare de moi. Sensation de force addictive qui me pousse à aller toujours plus loin et plus haut. Impossible de s'arrêter : la machine est lancée.

« La puissance d'agir accroît la puissance d'exister » - Spinoza

Super héros ?

Le travail porte ses fruits et les responsabilités augmentent. Quand je prends la casquette temporaire de président directeur et dois réorganiser toute la stratégie de distribution auprès de notre partenaire historique tout en prenant la responsabilité du développement réseau et de la vente, ma palette de supers pouvoirs s'accroît encore.

C'est alors que la machine s'emballe. Les heures s'empilent, les journées se rallongent, les meetings dépassent les 22h et grignotent de plus en plus les week-ends. Les rares temps « off » durant lesquels le cerveau aurait besoin d'être peu stimulé sont balayés par le smartphone qui envahit la sphère privée. Car l'envie de bien faire et de me faire « bien voir », la pression sociale, la quête de performance me poussent à répondre, de jour comme de nuit. Je ne m'arrête jamais, je me sens une énergie de super héros capable de faire face à toutes les situations.

Premiers signaux d'alerte

Pour l'heure, je crois encore que « tout est sous contrôle ». Quelques problèmes de santé, de digestion essentiellement, me valent pourtant quelques séjours à Singapour.
Je ne m'arrête toujours pas, je veux « être fort ». Pendant plus de 2 ans, je ne prends même pas de vacances : les dossiers stratégiques n'attendent pas et la direction compte sur moi pour obtenir des résultats probants et rapides. Une forme de dépendance se crée ; je deviens addict à la course aux objectifs, à la soif de performance, au goût du challenge.

« Tout ce qui ne me tue pas me rend plus fort » - Frédéric Nietzsche

Mais l'illusion d'être un super-héros invincible au stress, à la fatigue et au surmenage n'a qu'un temps. Un jour, la cape se déchire et les supers pouvoirs s'envolent…

Les challenges se multiplient, la course n'en finit pas, on a l'impression que cela fait bien longtemps qu'on a passé les 42km de notre marathon pro. Pourtant, on nous en demande toujours plus. Sans pour autant nous témoigner plus de soutien et de bienveillance ; la météo devient même de plus en plus hostile…
Malgré le vent contraire et la tempête, on s'accroche, on ne lâche rien. Jusqu'à ce qu'il y ait… déchirure. Une déchirure que les médecins voient de plus en plus dans leur cabinet et qu'on appelle *burn out*.

Meetings, caféine & burn-in

« *Nous courons sans souci dans le précipice après que nous avons mis quelque chose devant nous pour nous empêcher de le voir* » - Blaise Pascal

C'est précisément ce qui se passe pour moi : je tombe dans le « piège abscons » pour reprendre une expression du *Petit traité de manipulation à l'usage des honnêtes gens* de Jean-Léon Beauvois[2] que je vous invite à lire.

---

[2] Le *Petit traité de manipulation à l'usage des honnêtes gens* est un essai de psychologie sociale de Robert-Vincent Joule et Jean-Léon Beauvois paru en 1987 et réédité en 2002 puis en 2014 aux Presses universitaires de Grenoble.

Pour imager les choses, disons que le capot de ma voiture professionnelle commence à fumer sérieusement et que je serais sensé arrêter immédiatement mon véhicule, comme le ferait tout être de bon sens. Mais non, je continue à rouler, j'accélère pied au plancher même, et je poursuis cette course interminable avec pour essence le café. J'enchaîne les capuccinos au Starbucks du coin. Au vu des quantités commandées, les gobelets marqués « Alan » commencent à représenter une sorte de personal branding à eux tous seuls !

**La goutte d'eau qui fait déborder le vase
(ou la goutte de café qui fait déborder le gobelet...)**

En mars 2019, une fâcheuse histoire de permis de travail achève de faire partir mon moteur en fumée. Pour faire court, suite à des décisions managériales impliquant certaines réorganisations locales pour faire face aux enjeux stratégiques futurs, des employés vont se plaindre auprès du bureau d'immigration que certains collaborateurs expatriés, dont moi-même, travaillent avec un permis de travail « non conforme à la loi indonésienne ».
Je me suis pourtant bien assuré, en concertation avec le management du siège de Yokohama et notre conseiller
légal, que tous les documents étaient en règle à mon arrivée. Cela dit, il faut savoir que, au-delà des lois locales que d'ailleurs nous appliquons, certains pays émergents administrent des *silent policies* pour protéger les intérêts locaux. Il est possible que l'impact de celles-ci ait été sous-estimé. N'oublions pas que nous demeurons des étrangers malgré les investissements réalisés...

Des mandataires de l'immigration viennent m'interroger directement au bureau. Une espèce de chasse à l'homme semble s'organiser. J'ai comme l'impression que tout cela n'est qu'un stratagème pour m'évincer de ma position.

Je me sens dans une incompréhension totale : dans toutes mes expatriations, j'ai été missionné pour développer les talents locaux afin de pérenniser au mieux l'organisation ; j'ai, que je sache, toujours été reconnu par les employés pour mon mode de management qui mettait un point d'honneur non seulement à développer leurs compétences mais aussi à respecter leur culture. Comment me retrouvais-je ainsi mis sur le banc des accusés par ceux-là mêmes qui se disaient satisfaits de mon travail ? Au stress s'ajoute l'amertume, dans un contexte de plus en plus hostile…

« Il n'y a pas de réussites faciles ni d'échecs définitifs »
- Marcel Proust

Du *burn in* au *burn out*

Un sentiment de colère et d'injustice m'envahit alors, d'autant plus fort que ma famille, c'est-à-dire ce que j'ai de plus cher au monde, peut être impactée par les accusations qu'on me porte.

Comment expliquer à des enfants de 4, 6 et 11 ans ce qui se passe ? Mon but ultime est de les protéger. Je sais d'expérience que plusieurs collègues expatriés dans de grands groupes internationaux ont vécu des situations similaires en Indonésie.

Je m'imagine déjà des scénarios catastrophe telles que confiscation de nos passeports, mise en détention ou éviction dans un autre pays...

À travers cet épisode, je suis aussi bousculé dans mes croyances. Moi qui ai toujours agi dans la logique d'apporter ma pierre à l'édifice en fonction des attentes de mes supérieurs, comme ce fut le cas avec ma grand-mère et mes parents dans mon enfance, je me rends compte que cette prétendue harmonie de groupe ne suffit pas à assurer ma sécurité. Mes schémas de fonctionnement volent en éclat… Je m'accroche pour tenir le cap, rester fort, ne pas me laisser abattre. Finalement, nous serons évacués à Bangkok début juin 2019.

Jusque-là, j'étais en ce qu'on appelle « burn in », c'est-à-dire en surmenage total mais inconscient. Certes, j'étais un peu fatigué mais « ça allait passer », et je trouvais une forme d'exaltation à être dans ma productivité professionnelle maximale.

Jusqu'au 14 juin 2019 où, au moment du petit-déjeuner, alors que je ne m'y attends absolument pas,
je commence à avoir des douleurs aux cervicales, des vertiges, des tremblements, comme une crise d'angoisse soudaine.

Les jours suivants, je me force à me lever le matin mais mes deux gros alliés inébranlables, mon corps et mon esprit, ne suivent plus. Mon corps n'a plus d'énergie, mon esprit plus d'émotion, je suis comme anesthésié. Tout me pèse et me demande un effort colossal. Moi qui suis pourtant si énergique, que m'arrive-t-il ?

Le 2 juillet 2019, le diagnostic tombe : « *Monsieur, vous êtes victime d'un burn out. Au moins 4 semaines d'arrêt de travail sont nécessaires* ». Impossible pour moi de verbaliser ce qui se passe à ce moment-là au niveau émotionnel et psychique. Anéantissement. Perte de repères. Tout s'écroule…

On se croyait plus fort que le stress et la fatigue ; il arrive un moment où on doit bien admettre qu'ils ont gagné la partie. Dur constat que celui du burn out pour des addicts au challenge comme moi.

Alerte au stress

S'il y a bien un mot tendance aujourd'hui, c'est bien celui-ci. S T R E S S : Six lettres qu'on assaisonne à toutes les sauces, dans le pro comme dans le perso et en l'occurrence à haute dose dans le cas d'un burn out. « *Je suis stressé* », « *ça me stresse* », « *c'est stressant* », « *je n'arrive pas à gérer mon stress* » …

Au-delà du burn out, combien de maladies, de troubles du sommeil, d'échecs, de problèmes attribue-t-on à ce fléau universel et exponentiel dans nos sociétés modernes ? On en parle pour un oui pour un non, pour des circonstances graves ou moins graves, mais qu'entend-on véritablement par *stress* ? Pendant ma période de recentrage post-burn out, j'ai mobilisé ma curiosité à ce sujet en suivant les cours du Dr. Kamila SIP, Senior researcher and Lead Professor à l'Institut de Neuro-Leadership de Londres.

Je voulais comprendre les mécanismes du stress et savoir comment ce dernier influait sur notre performance. J'ai tiré de mes études et lectures de nombreuses informations très éclairantes sur un symptôme que l'on connaît tous sans finalement le connaître si bien.

« Je n'ai aucun talent particulier, je suis juste passionnément curieux. » - Albert Einstein

Si l'on creuse un peu du côté étymologique, on apprend que *stress* vient du latin *stringere* qui signifie « rendre raide », « reserrer », « presser ».
Cette racine latine est reprise assez tôt par la langue anglaise où elle est assimilée au mot "distress", qui signifie détresse mais aussi étroitesse. C'est par ce biais qu'une extension de la signification du mot "stress" s'est faite, en référence à certaines difficultés de la vie, à l'adversité et à ses conséquences. Le terme *stress* désigne ainsi à la fois l'agent responsable du problème, la réaction à cet agent et l'état dans lequel se trouve celui qui réagit.
À chaque fois que nous subissons une réaction de stress, nous libérons des hormones telles que, entre autres, l'adrénaline, la noradrénaline, le cortisol, l'aldostérone, les endorphines, l'ocytocine.
Lorsqu'elles sont présentes en quantité appropriée, ces hormones ne sont pas toxiques ; elles sont même indispensables à notre vie.
En revanche, lorsqu'elles sont sécrétées de manière trop importante et trop fréquente, elles peuvent produire des effets nocifs.

Le stress au travail

L'Agence européenne pour la sécurité et la santé au travail propose une définition du stress en phase avec la psychologie au travail : « *un état de stress survient lorsqu'il y a un déséquilibre entre la perception qu'une personne a des contraintes que lui imposent son environnement et la perception qu'elle a de ses propres ressources pour y faire face.* »
En Europe (et sans doute bien au-delà !), c'est dans le milieu professionnel que l'on ressent le plus ce déséquilibre. Selon un rapport relativement récent (2014)[3], un quart des travailleurs européens ressentent du stress au travail de manière permanente ou la plupart du temps.
 Une proportion semblable indique que le travail affecte leur santé négativement. Il s'agit du troisième problème de santé au travail déclaré en Europe, derrière les maux de dos et les troubles musculo-squelettiques.
Le même rapport stipule que pratiquement 80 % des managers expriment des inquiétudes concernant le stress lié au travail.

Malgré cela, moins d'un tiers des entreprises ont établi des procédures afin de traiter de tels risques. Jusqu'à ce jour, aucune législation ne traite spécifiquement de la prévention des RPS (risques psychosociaux) au niveau de l'Union européenne.

---

[3] Rapport rendu public le 16 octobre 2014 par l'Agence européenne pour la sécurité et la santé au travail (EU-OSHA) et la Fondation européenne pour l'amélioration des conditions de vie et de travail (Eurofound)

Face au contexte de la mondialisation, je peux concevoir qu'il n'y ait pas de réponse universelle pour faire face à cette problématique ; chaque entreprise et/ou organisation et leurs politiques respectives sont différentes. Ce qui est sûr cependant, c'est que les entreprises ont besoin d'être accompagnées sur ces questions face auxquelles elles sont souvent démunies. Il ne s'agit pas de dénoncer la quête légitime de la croissance mais de mettre en garde, prévenir, fournir les notions de base qui permettront aux dirigeants d'entreprise et entrepreneurs de faire le bon choix. Dans un monde où la course à la performance, la charge de travail, la pression temporelle et les exigences en matière de qualité et de résultats vont sans cesse croissants, il va s'avérer de plus en plus incontournable de se préoccuper du bien-être et de la santé au travail. Le management a de toute évidence un rôle clé à jouer dans le dispositif de réduction de ce problème et je reviendrai plus tard sur la notion de management bienveillant qui me paraît essentielle à cette question.

On peut être amené à se demander s'il n'existe pas une incompatibilité entre la réduction du stress au travail et la performance de l'entreprise.
Contrairement à certaines idées émises à ce sujet, la réponse est non.
Notamment, l'importance des coûts qui sont associés aux maladies professionnelles devrait convaincre tout manager et/ou leader soucieux du développement de son personnel de se préoccuper du bien-être de leurs collaborateurs. Ainsi en France, le coût social du stress au travail serait *a minima* compris entre 830 et 1 656 Millions d'Euros, soit 10 à 20% des dépenses de la branche accidents du travail/maladies professionnelles de la Sécurité Sociale.

Coup de stress

Lorsque nous sommes en situation de tension, notre cerveau limbique active un flux d'hormones qui tend nos muscles et nous prépare à agir. Hippocampe et amygdales scannent alors la situation et lui attribuent automatiquement la valeur « plaisir » ou « déplaisir ». Selon le résultat, ils enclenchent un mécanisme de réaction : fuite ou riposte. L'hypothalamus entre alors en jeu pour préparer notre corps en envoyant des messages chimiques aux deux entités du système neurovégétatif : le système sympathique et le système parasympathique, situé à la base arrière de votre cerveau. Ainsi va le circuit des émotions. L'inconnu, le danger, activent la peur ; l'injustice, la frustration appellent la colère ; la perte entraîne la tristesse. Dans le cas d'une personne souffrant de stress chronique, l'amygdale est sur-sollicitée et les émotions négatives prennent le dessus sans que l'on puisse les contrôler ni agir.

Stress or no stress ?

Le niveau de stress joue-t-il sur le niveau de performance ? Faut-il être sous stress pour réussir ? C'est ce qu'ont interrogé Robert Yerkes et John Dilligham Dodson à travers une étude en 1906. Résultat des courses : oui, le niveau de stress est directement lié au niveau de performance. En témoigne ce graphique issu de leur loi dissociant « bon stress » et « mauvais stress ».

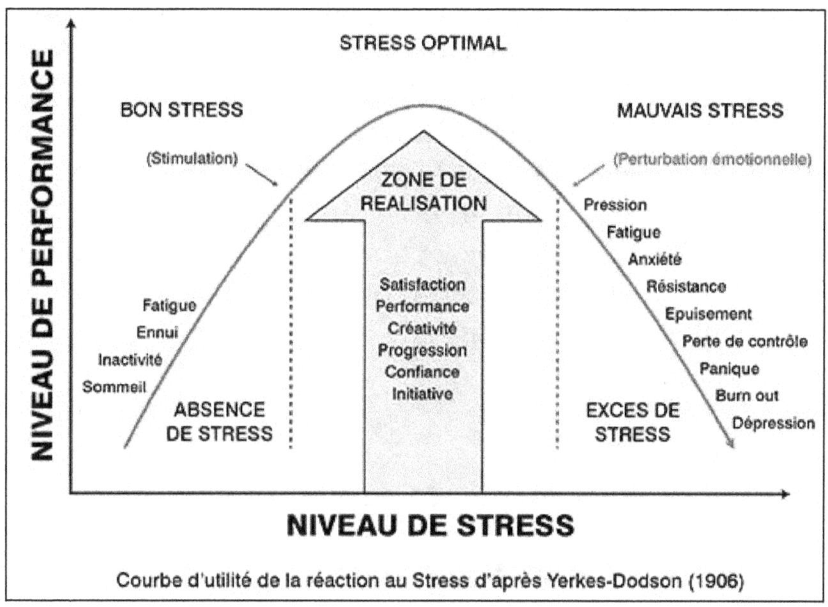

Courbe d'utilité de la réaction au Stress d'après Yerkes-Dodson (1906)

Si l'on en croit les conclusions de Yerkes et Dodson, un niveau de stress **trop faible** face à une tâche ne mettra pas le corps en éveil et créera plutôt de l'ennui, du désintéressement et de la somnolence.

Un niveau de stress **optimal** permettra de mettre le corps en éveil, d'augmenter l'apport en oxygène, d'améliorer les réflexes et la concentration en plus d'aiguiser les cinq sens. À l'inverse, un niveau de stress **trop élevé** peut mener à une baisse de la performance, voire même à des perturbations émotionnelles telles que la fatigue, l'anxiété, la perte de contrôle et même la dépression.

Plus un niveau de stress est élevé et plus il perdure dans le temps, plus la personne risque de vivre des perturbations émotionnelles. En somme, pour être performant, il faut une certaine dose de stress, mais quand le niveau de stress est trop haut, la performance diminue.

Dans notre société, il est clair que le bon stress stimulant comme indiqué sur la courbe n'est pas assez valorisé. On le néglige en se focalisant sur l'excellence tant convoitée de la zone de réalisation. Bien faire son travail n'est plus une valeur reconnue. Désormais, tout doit être, non pas *bien* fait, mais *parfait*. Il ne faut pas se contenter de bien faire mais faire de l'exceptionnel, et surtout le faire savoir… C'est à mon sens cet appel à la perfection dénué de bienveillance qui pousse les collaborateurs vers le burnout professionnel.

Le stress, un mécanisme de protection

Le stress est avant tout un ensemble de réactions de notre organisme à une situation menaçante ou nouvelle. Il est déclenché par un agent « stresseur » qu'on appelle le *stimulus*. Sous l'effet de ce stimulus, surviennent en nous instinctivement des réactions de défense. N'oublions pas que nos gènes sont ceux des hommes des cavernes et que le stress est ce qui a permis à nos ancêtres d'échapper aux dangers et de s'adapter aux nouveaux environnements, aux changements et à l'évolution. Aujourd'hui, les agents stressants sont différents. Dans notre société, pas de bête sauvage pour stimuler notre réaction, mais des situations sociales plus ou moins ressenties comme anxiogènes : une menace verbale, une compétition, des problèmes financiers, un risque de perte d'emploi, etc. Les menaces ou stimuli ont changé mais nos réactions de base restent les mêmes.

Face aux multiples stimuli, notre organisme doit réagir et de nombreuses structures cérébrales contribuent à mobiliser les fonctions organiques pour provoquer un comportement propice à notre protection. Les stimuli atteignent principalement les aires du cerveau impliquées dans les émotions dans la coordination. Les représentations des stimuli parviennent d'abord à l'amygdale puis à l'hippocampe dans le cortex préfrontal. Amygdale, hippocampe, cortex préfrontal ? Clarifions ce qui se cache derrière ces mots barbares :

- **L'amygdale**, partie de notre cerveau proche de l'hippocampe, est indispensable à notre capacité à ressentir et à percevoir les émotions notamment les réactions de peur et d'anxiété. L'amygdale est une structure cérébrale complexe composée de petites régions dont le noyau latéral, voie d'entrée de l'information, et le noyau central d'où partent les commandes pour les réactions. Ces noyaux représentent le cœur de notre système d'alarme. L'amygdale a donc un rôle d'activation de la réaction. Elle joue aussi un rôle important dans la reconnaissance de nos émotions.

- **L'hippocampe** participe à la régulation de l'humeur, l'acquisition des connaissances et plus globalement à l'adaptation à l'environnement.

- **Le cortex préfrontal**, structure cérébrale située dernière le front, est le centre de la prise de décision, la clé de voute de notre sang-froid, de l'esprit d'initiative – souvent appelé le cerveau de l'intelligence.

Toutes ces zones réagissent aux stimuli au niveau biologique en libérant des <u>neurotransmetteurs</u> et des hormones. Les neurotransmetteurs sont des molécules chimiques libérées par les <u>neurones</u> dans l'espace synaptique. Ils sont comparables à une clé (la forme doit correspondre à la serrure, c'est à dire le récepteur) et vont permettre de déclencher des effets excitateurs ou inhibiteurs, sur les neurones récepteurs. Le neurotransmetteur GABA (acide gamma-aminobutyrique) régule l'anxiété en diminuant l'activité des neurones sur lequel il se fixe. Il est le principal neurotransmetteur inhibiteur du système nerveux. C'est d'ailleurs sur les récepteurs au GABA qu'agissent les médicaments modulateurs tels que les benzodiazépines (type : Valium, Lexomil, Xanax entre autres). D'autres neurotransmetteurs agissent aussi sur le système d'alarme :

- La **sérotonine** qui régule la température, le sommeil, l'humeur, l'appétit et la douleur ;

- La **noradrénaline,** active sur l'attention, les émotions, le rêve, le sommeil et l'apprentissage ;

- L'**acétylcholine**, impliquée dans l'éveil, l'attention, la colère, l'agression, la sexualité et la soif. Elle déclenche la contraction musculaire et stimule la sécrétion d'hormones ;

- La **dopamine**, impliquée dans le contrôle du mouvement et de la posture, régulant aussi l'humeur.

Certains de ces neurotransmetteurs sont aussi considérés comme des hormones. Or il faut savoir que les manifestions physiques du stress sont fortement rattachées à l'action hormonale. Au moins cinq hormones sont en cause :

- La **noradrénaline,** précurseur de l'**adrénaline**, est libérée par les glandes surrénales (situées juste au-dessus de chaque rein) dans la circulation sanguine. Elle favorise la contraction des vaisseaux sanguins et contribue donc à augmenter la pression artérielle et la fréquence cardiaque ;

- Le **cortisol**, sécrété par les glandes surrénales régule la tension artérielle, les fonctions cardiaques et immunitaires, et fournit au cerveau l'énergie suffisante pour le préparer face au stress ;

- L'**adrénocorticotrophine** (**ACTH**) est sécrétée par l'hypophyse (glande interne du cerveau sécrétant des hormones directement dans la circulation sanguine), elle-même active sous l'influence d'une hormone libérée par l'hypothalamus. L'ACTH circule alors dans le sang et provoque la libération de cortisol au niveau des glandes surrénales ;

- L'**ocytocine**, hormone du lien social et de l'attachement, régulateur de l'anxiété, est produite principalement par l'hypothalamus (elle y joue aussi un rôle de neurotransmetteur) et passe dans le sang au niveau de l'hypophyse pour être distribuée vers les organes ;

- La **vasopressine,** hormone antidiurétique, augmente la perméabilité à l'eau et diminue donc le volume des urines, régule la pression sanguine en tant que vasoconstricteur, joue un rôle dans l'anxiété.

Le rôle de ces neurotransmetteurs et de ces hormones est de permettre à l'organisme de libérer les forces et énergies nécessaires face à la menace perçue. Cette réaction biologique complexe suit les deux étapes qui vont permettre au corps de répondre à la situation de stress :

L'étape du choc : émotions stimulées, sens mobilisés, l'esprit s'embrouille, le tonus musculaire faiblit, le taux de sucre dans le sang dégringole et les manifestations physiques apparaissent : pâleur du visage, sensation de gorge « serrée », estomac noué, sueurs, tremblements, malaise…

L'étape de la réaction : le cerveau réfléchit et/ou le corps se prépare à fuir, à se défendre, l'hypothalamus s'active et mobilise d'abord la branche dite « sympathique » qui contrôle les activités autonomes du corps (respiration, battements du cœur, contractions des muscles lisses) et produit les hormones du stress via les glandes surrénales, puis sollicite l'axe hypothalamus-hypophyse-corticosurrénales pour produire du cortisol. L'organisme entre alors en « état d'alerte » et déclenche une véritable tempête hormonale : l'adrénaline libérée favorise la mobilisation des forces tant physiques que mentales, avec augmentation du rythme cardiaque et du flux sanguin, redistribution des fluides vers le cerveau et les muscles, tension musculaire, activation de la production de cortisol pour libérer le glucose du foie et fournir l'énergie nécessaire au cerveau et aux muscles.

Stress aigu ou chronique – un bon et un mauvais stress ?

L'impact psychologique du stress est dépendant de la durée du stress :

- **<u>Le stress aigu est mobilisateur</u>** : l'attention est focalisée sur l'agent stressant, les sens sont en alerte, les hormones sont produites et la situation est plus ou moins vite gérée.

- **<u>Le stress chronique est affaiblissant</u>** : il découle d'une exposition prolongée et répétée avec l'agent stressant et donc un mode « alerte » activé en continu. Les hormones sont sécrétées sans interruption, sans repos du corps et peut donc mener à l'épuisement de l'organisme.

L'exposition prolongée ou répétée à l'agent stressant épuise les capacités énergétiques de l'organisme, le taux de glucose dans le sang est au plus bas, les cellules ne sont plus nourries : l'état d'épuisement est atteint. L'état d'épuisement devient un terrain propice au développement des maladies. Les cellules sont fragilisées et le système neuro-hormonal est déréglé, le cholestérol sanguin n'est plus régulé. Le stress chronique impacte fortement la bonne santé de l'organisme.

L'épuisement entraîne des maladies cardiaques, une pression artérielle constamment élevée, des taux de cholestérol augmentés, du diabète, des ulcères à l'estomac, une diminution des défenses immunitaires etc.

L'état de stress chronique se répercute aussi sur l'état émotionnel, comportemental et sur la cognition. Les personnes soumises à un stress chronique verraient le volume de leur hippocampe diminuer. Il semblerait que plus les épisodes de stress soient longs, plus l'hippocampe est petit. S'ensuivent souvent des troubles de la mémoire narrative chez les sujets déprimés. Ces mêmes personnes verraient également une diminution de volume de la substance grise, présente notamment dans le cortex préfrontal.

De nombreuses études d'imagerie cérébrale ont prouvé cette altération du cortex préfrontal. Il a été également constaté une diminution du flux sanguin et du métabolisme du glucose au niveau préfrontal. Cela peut entraîner des individus incapables de contrôler leurs émotions, de prendre des décisions, mais aussi d'adapter leurs attitudes.

Lors de périodes dépressives et stressantes, l'amygdale voit son fonctionnement perturbé (hyperactivité). A l'inverse de l'hippocampe et du cortex préfrontal, l'amygdale augmente significativement de volume. Ce dysfonctionnement a des conséquences importantes telles qu'une irritabilité, une hypervigilance, une agitation anxieuse, mais également des réactions de sidération fréquentes.

Comme évoqué, l'hippocampe, le cortex préfrontal et l'amygdale régulent la gestion de l'humeur et des émotions lors des périodes de stress. Cependant, plus les épisodes de stress sont intenses et nombreux, plus les impacts sont sérieux sur notre cerveau. La capacité d'adaptation à la situation stressante est intimement liée à la personne, son expérience, sa mémoire, son état de santé, sa perception de la situation. La gestion du stress doit donc être individualisée. La ligne commune pour contrer les effets néfastes du stress, réside dans l'action. L'activité va permettre de détourner l'agressivité, la frustration. L'activité peut être physique ou psychique. Je développerai cette idée dans le chapitre suivant.

Et vous, où en êtes-vous de votre courbe du stress ?

Vous êtes-vous déjà demandé combien le stress influait sur les différents niveaux de votre vie ? Je vous invite à vous poser la question à travers ce petit questionnaire qui prête à réflexion.

1. Où me situe-je sur la courbe de réaction au stress ? Encercle le mot ou fais un «X» sur la courbe.

2. Est-ce que mon niveau de stress influence ma performance dans au moins une sphère de ma vie ?
   a. Si oui, dans quelle(s) sphère(s) ?

   b. Si oui, comment mon stress impacte-t-il ma performance (ex. : absentéisme, démotivation, etc.) ?

3. Quelles sont les causes de mon stress ? Identifie toutes celles que tu peux.

4. Quels moyens puis-je mettre en place pour atteindre un niveau de « stress optimal » ? Remplis le tableau suivant du mieux que tu peux.

Source(s) de stress	Moyen(s) à mettre en place	Personne(s) qui peuvent m'aider

Peut-être vous sentez-vous stressé et vous demandez-vous comment l'être moins. Peut-être même vous sentez-vous menacé par le burn out sans savoir comment éviter l'explosion.

« Celui qui reconnait consciemment ses limites est le plus proche de la perfection ». Goethe

Eviter l'explosion

Le diagnostic de « burn out » établi, on m'invite non seulement à m'arrêter mais aussi à prendre des antidépresseurs et à voir un psy. Comment ça ? m'insurgé-je de prime abord. Je ne suis pas fou, j'ai 17 ans d'expatriation dans les pattes, je cours le semi-marathon... Bref, mon premier réflexe de super héros résilient est le déni. C'est un coup de fatigue passager, voilà tout. Quelques jours de repos et je retrouverai mes supers pouvoirs. Sauf que force est de constater que cette fois le corps ne suit plus. Il a comme rendu l'âme, qui a rendu l'âme aussi d'ailleurs : c'est non seulement une immense fatigue physique qui m'accable mais aussi une fatigue morale, telle une exténuante lassitude de penser voire de vivre. Comme un goût de la fatigue d'être soi dont parle Alain Ehrenberg dans son livre « *La Fatigue d'être soi : dépression et société* » [4].

Cette fatigue comporte deux faces selon lui : dans un premier temps, nous sommes fatigués d'être ce que nous sommes, las de nos faiblesses et de nos limites. En gros, nous voudrions être autre. Dans un second temps, cet effort constant de devenir un autre dans la volonté de correspondre à un modèle de perfection finit lui aussi par nous fatiguer. S'installe alors un cercle vicieux : plus nous nous sentons inadéquats, plus nous ramons pour ressembler à un modèle de perfection, plus nous nous épuisons dans cette course sans fin, plus nous nous sentons faibles, plus nous luttons pour atteindre notre idéal de perfection, etc., etc., etc... Comment endiguer cet

---

[4] *La Fatigue d'être soi : dépression et société* (Paris, Edition Odile Jacob 2000)

engrenage ? J'ai dû passer par une profonde introspection, de nombreuses lectures et un séjour clinique de 2 mois pour trouver des réponses.

La première étape est d'accepter qu'on est malade, malgré toute la honte et la culpabilité que cela peut susciter. La deuxième est de réaliser que non, on n'est pas indispensable. La troisième est d'accepter de prendre le temps de se reconstruire, ce qui nécessite une grande remise en question de soi, de ses croyances et de ses habitudes. Tout cela implique un long cheminement personnel dont je vous partage les étapes.

Burn out & dépression : signes avant-coureurs et manifestations

Le burn out arrive souvent sans crier gare, surgissant dans la vie de personnes qui semblent s'épanouir dans leur travail, soit motivées par leur conviction, soit guidées par le sens du devoir, soit stimulées par des conditions de vie privilégiées ou un métier exigeant. Le burn out n'est en aucun cas l'expression d'une démotivation passagère, d'une faiblesse ou d'une quelconque fainéantise.

Qui dit burn out dit dépression. La dépression désigne en effet souvent l'épuisement professionnel.
Elle n'est pas simplement le résultat de longues heures de travail, mais s'accumule mentalement sur plusieurs semaines, plusieurs mois voire plusieurs années.

Lorsque l'on est atteint de dépression, on ressent les émotions négatives plus intensément et durant plus longtemps que la plupart des gens. On a plus de mal à maîtriser ses émotions et on peut avoir l'impression que la vie se limite à une souffrance constante. Si je m'attarde sur le sujet, c'est parce que la dépression touche de plus en plus de personnes. Selon l'OMS, elle constitue en 2020 la deuxième cause de maladie chronique, après les maladies cardio-vasculaires et devant le cancer. Il faut savoir qu'en Europe, c'est chaque année 25% de la population qui souffre de dépression ou d'anxiété. En France, les chiffres sont particulièrement terrifiants : plus d'un quart des Français consomme des anxiolytiques, des antidépresseurs, des somnifères ou autres médicaments pour le mental. 150 millions de boites sont ainsi prescrites chaque année ! On estime que l'épuisement professionnel toucherait un peu plus de 3,2 millions de Français. L'écart des données statistiques permet cependant de faire le constat que l'épuisement professionnel ne se détecte pas facilement.
Bien souvent, comme ce fut d'ailleurs mon cas, les personnes qui en souffrent sont dans le déni ou n'en ont pas clairement conscience, parfois parce que cela s'ajoute à d'autres facteurs ne relevant pas forcément de la sphère professionnelle.

Comment savoir si l'on est victime de dépression ou au bord du burn out ? Si vous ressentez ces symptômes pendant plus de 2 semaines, il est probable que vous soyez concernés.

« La dépression n'est pas un signe de faiblesse mais plutôt un signe d'avoir essayé d'être fort trop longtemps. » Anonyme

Côté physique :

- Fatigue : Le besoin de dormir s'impose pendant la journée. En début de soirée, la sensation d'épuisement resurgit. Au réveil, la lassitude vous pèse sur les épaules telle une « chape de plomb ». Il y a la fatigue mentale aussi, qui se traduit par des difficultés au niveau des processus de la concentration et de la mémoire. Il vous faut par exemple relire plusieurs fois le même mail pour enfin retenir ce que vous lisez.

- Manque d'énergie

- Problèmes de sommeil (vous dormez trop ou pas assez)

- Apparition des malaises tels que des maux de tête, des douleurs au dos, des problèmes digestifs...

À noter que le manque de sommeil ou de sport, les surplus d'alcool et de sucres aggravent les symptômes de la dépression.

Côté psychologique :

- Diminution de l'estime de soi

- Grande tristesse récurrente (par exemple pleurs fréquents sans raison apparente)

- Perte de l'intérêt à rencontrer les autres

- Pensées très négatives, voire suicidaires

- Sentiment de culpabilité ou d'échec provoquant de fortes douleurs mentales et physiques

Pour compliquer encore plus la maladie du siècle, la dépression n'a pas toujours une seule cause. Souvent, c'est une combinaison de plusieurs facteurs qui entraîne l'apparition de symptômes dépressifs. Les conséquences peuvent être très lourdes voire même fatales. La psychologue sociale Christina Maslach de l'Université de Californie, pionnière dans la recherche de ce domaine, a défini en 1982 la dépression comme étant un syndrome psychologique impliquant 3 dimensions à savoir :

- L'épuisement émotionnel : sentiment d'être débordé, vide et sans capacité à se ressourcer ; un sentiment chronique de ne pas pouvoir affronter le jour suivant.

- La dépersonnalisation, le cynisme, une perte d'idéalisme…

- La réduction de l'efficacité : baisse de sentiment de compétence et de productivité au travail.

Ces indicateurs sont des signaux d'alerte.

Dans le cas d'un burn out, certains symptômes plus perfides peuvent apparaître. Par exemple, vous pouvez avoir l'impression que votre caractère a changé. Vous étiez de nature enjouée et agréable et devenez bizarrement plus irritable envers vos collègues, clients, patients, entourages. Vos réactions émotionnelles sont disproportionnées. Vos nerfs sont à fleur de peau et vous vous effondrez à la moindre émotion. Vous devenez cynique, sceptique quant à l'utilité de votre travail, le sentiment de satisfaction professionnelle a disparu. Alors que vous étiez motivé et passionné, votre enthousiasme pour votre travail fond comme neige au soleil. Vous aviez l'habitude de déplacer des montagnes, maintenant la moindre activité vous demande un effort colossal et vous met dans une tension nerveuse quasi constante. Des questions vous rongent l'esprit au quotidien telles que :

« Suis-je encore à la hauteur ? », « Suis-je encore à la bonne place ? ». "Dois-je démissionner ?"

Face au risque de l'épuisement, votre organisme tente de s'adapter pour maintenir l'équilibre. Divers signaux physiques peuvent alors progressivement faire leur apparition :

• des signaux nerveux : insomnies, irritabilité, troubles de la mémoire et de la concentration...
• des signaux cardiaques : troubles du rythme cardiaque...
• des signaux digestifs : ulcères, troubles de la digestion...

Vous vous demandez si vous êtes victime de fatigue passagère ou d'une réelle menace dépressive ? Voici un test imparable pour détecter une dépression légère ou lourde :

Test d'Inventaire de Burnout
de Maslach - MBI

Comment percevez-vous votre travail ? Etes-vous épuisé(e) ?
Quelle est votre capacité à gérer votre relation aux autres ?
Où en êtes-vous sur votre degré d'accomplissement personnel ?

- Précisez la fréquence à laquelle vous ressentez la description des propositions suivantes en entourant
  le chiffre correspondant avec :

$$0 = \text{Jamais}$$
$$1 = \text{Quelques fois par an, au moins}$$
$$2 = \text{Une fois par mois au moins}$$
$$3 = \text{Quelques fois par mois}$$
$$4 = \text{Une fois par semaine}$$
$$5 = \text{Quelques fois par semaine}$$
$$6 = \text{Chaque jour}$$

- Additionnez les scores obtenus dans chacune des 3 dimensions proposées
  au bas du questionnaire. Voyez si ces scores sont à un degré « faible », « modéré » ou « élevé ».

Item	Fréquence
1. Je me sens émotionnellement vidé(e) par mon travail	0 1 2 3 4 5 6
2. Je me sens à bout à la fin de ma journée de travail	0 1 2 3 4 5 6
3. Je me sens fatigué(e) lorsque je me lève le matin et que j'ai à affronter une nouvelle journée de travail	0 1 2 3 4 5 6
4. Je peux comprendre facilement ce que mes malades ressentent	0 1 2 3 4 5 6
5. Je sens que je m'occupe de certains malades de façon impersonnelle comme s'ils étaient des objets	0 1 2 3 4 5 6
6. Travailler avec des gens tout au long de la journée me demande beaucoup d'efforts	0 1 2 3 4 5 6
7. Je m'occupe très efficacement des problèmes de mes malades	0 1 2 3 4 5 6
8. Je sens que je craque à cause de mon travail	0 1 2 3 4 5 6
9. J'ai l'impression à travers mon travail d'avoir une influence positive sur les gens	0 1 2 3 4 5 6
10. Je suis devenu(e) plus insensible aux gens depuis que j'ai ce travail	0 1 2 3 4 5 6
11. Je crains que ce travail ne m'endurcisse émotionnellement	0 1 2 3 4 5 6
12. Je me sens plein(e) d'énergie	0 1 2 3 4 5 6
13. Je me sens frustré(e) par mon travail	0 1 2 3 4 5 6
14. Je sens que je travaille « trop dur » dans mon travail	0 1 2 3 4 5 6
15. Je ne me soucie pas vraiment de ce qui arrive à certains de mes malades	0 1 2 3 4 5 6
16. Travailler en contact direct avec les gens me stresse trop	0 1 2 3 4 5 6
17. J'arrive facilement à créer une atmosphère détendue avec mes malades	0 1 2 3 4 5 6
18. Je me sens ragaillardi(e) lorsque dans mon travail, j'ai été proche de mes malades	0 1 2 3 4 5 6
19. J'ai accompli beaucoup de choses qui en valent la peine dans ce travail	0 1 2 3 4 5 6
20. Je me sens au bout du rouleau	0 1 2 3 4 5 6
21. Dans mon travail, je traite les problèmes émotionnels très calmement	0 1 2 3 4 5 6
22. J'ai l'impression que mes malades me rendent responsable de certains de leurs problèmes	0 1 2 3 4 5 6

Total du Score d'Epuisement Professionnel (SEP)
Additionnez les scores que vous avez obtenus aux questions 01. 02. 03. 06. 08. 13. 14. 16. 20
SEP =

Epuisement Professionnel	SEP < à 17	18 < SEP < 29	30 < SEP
	Degré faible	Degré modéré	Degré élevé

Total du Score Dépersonnalisation / Perte d'empathie (SD)
Additionnez les scores que vous avez obtenus aux questions 05. 10. 11. 15. 22
SD =

Dépersonnalisation	SD < à 5	6 < SD < 11	12 < SD
	Degré faible	Degré modéré	Degré élevé

Total du Score Accomplissement Personnel (SAP)
Additionnez les scores que vous avez obtenus aux questions 04. 07. 09. 12. 17. 18. 19. 21.
SAP =

Accomplissement Personnel	SAP < à 33	34 < SAP < 39	40 < SAP
	Degré faible	Degré modéré	Degré élevé

<u>Degré de Burn Out</u>

Attention si vos scores SEP et SD se trouvent tous les deux dans le rouge !
Surtout si votre degré d'accomplissement est également dans le rouge !!!

SEP	L'épuisement professionnel (Burn Out) est typiquement lié au rapport avec un travail vécu comme difficile, fatiguant, stressant… Pour Maslach, il est différent d'une dépression car il disparaitrait pendant les vacances.
SD	La dépersonnalisation, ou perte d'empathie, se caractérise par une baisse de considération positive à l'égard des autres (clients, collègues…), c'est une attitude où la distance émotionnelle est importante, observables par des discours cyniques, dépréciatifs, voire même par de l'indifférence.
SAP	L'accomplissement personnel est un sentiment « soupape de sécurité » qui assurerait un équilibre en cas d'épuisement professionnel et de dépersonnalisation. Il assure un épanouissement au travail, un regard positif sur les réalisations professionnelles.

Maslach, C et col. (2006). <u>Burn-out : l'épuisement professionnel</u>. Presses du Belvédère.

Une trop haute idée de la réussite ?

D'après Ehrenberg, la dépression est liée à une « idée abstraite et creuse de la perfection qui nous empêche littéralement d'être nous-mêmes ». Il est vrai que dans notre société, l'idée que l'on se fait de la réussite est tout à fait stéréotypée. En gros, les femmes devraient être des professionnelles ambitieuses tout en étant des mères de famille parfaites et séduisantes, tandis que les hommes devraient être à la fois forts et sensibles. Cette course à l'impossible crée une forme d'aliénation. On veut être différent et être toujours plus : plus beau, plus fort, plus brillant... N'y arrivant pas, on sombre dans l'insatisfaction chronique et en vient à décliner peu à peu jusqu'à la dépression.

« Recherchez le succès, pas la perfection. » David Burns

La course actuelle à la perfection (ou ce qui est perçu comme tel), véhiculée par les réseaux sociaux, est au cœur même de la maladie du XXIème siècle et de l'explosion des anxiolytiques. On entre dans un univers où l'image de soi est primordiale, notamment au niveau professionnel et social. On se doit de se fondre dans la conformité, d'être fort, de ne jamais laisser paraître la moindre vulnérabilité, surtout aux yeux de nos supérieurs qui représentent les garants de notre avancement et de notre progression. Comment ne pas se laisser happer par cette course quand nos propres parents nous ont transmis qu'il fallait à tout prix être compétent si on voulait espérer être aimé ? Comment ne pas céder au besoin de se sentir utile ? Il n'y a bien sûr pas de soucis à vouloir l'être, mais en aucun cas nous ne devons sombrer dans une forme de prostitution intellectuelle. Personnellement, je me suis perdu dans cette politique du « devoir-être », niant tellement qui j'étais que j'en ai oublié mon authenticité. Je constate que malheureusement, nous sommes souvent ultra-dépendants de ce que disent ou pensent les autres : "Comment vont-ils me définir ? " Nous craignons le rejet, l'insécurité, la remise en question de notre statut....

Par leur influence, l'éducation et la culture peuvent nous faire dévier de notre vocation et de nos aspirations. C'est pourquoi nous devons absolument apprendre à devenir nous-mêmes, par-delà les schémas éducatifs et culturels qui ont pu nous détourner de notre raison d'être. C'est ce que le psychologue suisse Carl Gustav Jung appelle « le processus d'individualisation ». Ce processus s'opère souvent aux alentours de la quarantaine, quand nous dressons une première analyse de notre existence, réalisant souvent que nous n'avons pas été nous-mêmes, que nous avons toujours cherché à faire plaisir aux uns et aux autres sans nous respecter, que nous nous sommes perdus dans l'image idéale que nous voulions donner. Nous cherchons dès lors à avoir une meilleure connaissance de nous-même et à tenir compte de notre sensibilité. A mon sens, il s'agit avant tout d'entreprendre un travail de développement personnel pour panser nos blessures du passé, dépasser des croyances limitantes afin de s'accomplir pleinement et authentiquement au niveau social, personnel et professionnel.

« C'est une perfection de n'aspirer point à être parfait. »
- Fénelon

Se voir mourir, avant d'entreprendre de renaître

Lors de mon burnout, j'ai vécu de manière complètement impromptue une crise de dépersonnalisation. On parle aussi de crise de *déréalisation*. Quand on vit ce genre de crise, on sort pour ainsi dire complètement de son corps. On devient comme un observateur extérieur de notre propre vie et on se sent soudainement totalement détaché de l'environnement dans lequel on vit au moment présent. Corps et âme se dissocient, dans ce qui s'apparente à une mort consciente. Cette sensation inédite pour moi et très troublante m'a beaucoup fait réfléchir à l'idée de la mort. J'ai fait face à la peur qu'elle engendrait en moi. J'ai trouvé en Epicure un grand inspirateur à ce sujet. Le philosophe entend en effet nous débarrasser de la peur des dieux et de la mort. A ses yeux, il est autant absurde de craindre la fin que d'espérer une vie infinie, l'âme disparaissant avec le corps :

« Prends l'habitude de penser que dans la mort n'est rien pour nous, puisque tout bien et tout mal résident dans la sensation. [...] Celui qui dit redouter la mort, non pour la peine qu'il éprouvera lorsqu'elle sera là, mais pour la peine qu'il éprouve à l'idée qu'elle viendra, n'est qu'un sot. [...]
La mort, le plus effrayant des maux, ne nous concerne donc en rien de la simple raison qu'elle n'existe pas tant que nous vivons et qu'une fois venue, c'est nous qui ne sommes plus.

Elle n'est donc ni pour les vivants ni pour les défunts, puisqu'elle n'est rien pour les premiers et que les seconds ne sont plus. »[5]

Spinoza de son côté considère que notre âme n'est rien d'autre que l'idée du corps, c'est-à-dire la conscience de ce qui arrive au corps. En effet, nous sentons notre corps seulement quand il lui arrive quelque chose, comme quand il est blessé ou affecté par une sensation ou réaction liée à son environnement. Mais si rien ne nous trouble, nous ne sentons rien. Ainsi, mon burn out m'a pour ainsi dire permis de me reconnecter à mon corps. Comme l'exprime Spinoza, c'est quand quelque chose nous choque, nous titille, nous blesse, nous ravit, nous enchante, bref nous bouscule d'une manière ou d'une autre, que nous faisons l'expérience de nous-même. Sinon nous ne nous connaissons qu'à travers nos rencontres avec le monde extérieur et les réactions qu'elles provoquent en nous.

Chaleureuses ou douloureuses, ce sont ces rencontres qui ont façonné et façonnent notre expérience de la vie et notre identité, laissant derrière elles des traces profondes et durables.

Ce sont aussi nos intentions, nos aspirations et nos valeurs qui impulsent nos choix.

Or, avec le burn out, tout s'envole : les ambitions que l'on pensait essentielles, les valeurs que l'on croyait irréductibles, certaines rencontres que l'on jugeait fiables et pérennes…

On ne sait plus où l'on en est de tout ; on ne sait plus ce qu'il en est de nos convictions ; on ne sait plus qui l'on est au fond.

---

[5] Epicure, Lettre à Ménécée

On en revient donc fatalement à la seule chose qui nous reste : notre corps. Celui-ci ne nous laisse de toute façon d'autre choix que de l'écouter au vu de la fatigue qui nous submerge malgré nous. Dans mon cas, un séjour clinique s'imposait. Je suis de nature résiliente : je voulais m'en sortir vite, pour moi, pour mes enfants ; il fallait m'en donner les moyens. Oui mais comment ? Cette étape médicale me paraissait la plus appropriée, même si elle représentait une vraie épreuve pour moi.

La clinique des « grands brûlés » : à l'hôpital du burn out

Preuve même qu'il constitue une maladie répandue et en recrudescence, le burn out a sa clinique spécialisée. Le 16 octobre 2019, j'y fais mon entrée. Il s'agit de la clinique la Villa les Pages à Paris. J'ai quitté ma famille restée en Thaïlande pour me faire soigner lors d'un séjour de deux mois là-bas. Difficile d'expliquer aux enfants la vraie raison de mon départ... Comment leur dire que papa a fait une overdose de travail, que son corps et son esprit ont lâché suite à un évident surmenage, qu'il est malade d'avoir trop travaillé alors même qu'on cherche à leur donner le goût du travail ? Au final, on les laisse croire que je pars, comme souvent, en voyage d'affaires. Beaucoup de pleurs arrosent mon départ, « *deux mois, c'est beaucoup papa* ». J'attendrai mon retour pour leur dire la vérité de mon absence. C'est important pour moi qu'ils sachent que tout le monde, même papa, a le droit d'avoir ses moments de faiblesse et besoin de se reposer. Que les super héros n'existent qu'en BD ou sur écran. En espérant que cela leur serve plus tard...

C'est avec l'envie de faire demi-tour que je franchis les grandes grilles bleues de la clinique. Il fait un froid glacial et les corbeaux m'attendent : on se croirait dans un décor d'un film de Hitchcock. Mais plus d'échappatoire possible. Je sais que je joue ma carte de la « dernière chance ». Et je suis conscient d'avoir une chance énorme de pouvoir accéder à des soins aussi coûteux.

Tout le monde ne peut pas s'offrir une telle prise en charge, j'ai vu des jeunes s'endetter pour se faire soigner ici, d'autres devoir partir avant la fin des soins faute d'argent. J'essaye de valoriser tout cela, d'être fort, mais l'émotion prend le dessus dans ce moment de disruption. Je n'ai pas l'impression d'arriver quelque part mais plutôt celle de partir. Dans l'inconnu, dans l'incertitude, dans un environnement que je ne connais pas et que j'appréhende.

Lorsque l'on entre dans cette clinique, on bascule du point de vue identitaire face au corps médical. On perd sa casquette de cadre supérieur en costume cravate pour devenir un patient parmi d'autres soumis à un diagnostic médical. Nous qui avons pendant des années agies selon un mode opératoire problème / action / solution, on se retrouve face à une situation qui échappe à toute logique et tout plan d'action.

Me voici donc dans ma nouvelle chambre, lieu de ma transition, à essayer de me rassurer sur le fait que oui, je retrouverai mes capacités physiques, intellectuelles et émotionnelles rapidement. Je ne peux plus nier le fait que je suis malade. Non seulement la diminution de ma concentration et de ma mémoire me rappelle sans cesse la maladie mais en plus je suis entouré d'infirmières, de psys, de médecins et me retrouve à partager les instants de vie commune avec d'autres personnes hospitalisées pour des pathologies allant du burn out aux TCA (troubles du comportement alimentaire), en passant par l'hyperactivité et la dépression.

Toutes les classes sociales sont représentées – la vie n'épargne personne. Une atmosphère de respect et de pudeur règne ici. On ose plus ou moins révéler la raison de sa présence. J'ai moi-même mis deux semaines avant d'évoquer la mienne : burn out et PTSD (*post traumatic disorder*). Pourtant, j'ai vite constaté que partager son histoire constituait une manière de s'en libérer. A la clinique, on met sa vie entre parenthèses. On entre dans un nouveau rythme, que l'on trouve long mais que l'on ne contrôle pas. On obéit à de nouvelles règles et routines : aller au poste de soin à 8h30 chaque matin pour dire comment s'est passée notre nuit et prendre nos médicaments ; honorer le rendez-vous avec le psychologue chaque matin ; partager l'instant « Tisane » avec les autres patients le soir avant de remonter à 22h dans sa chambre pour la prise de médicaments ; participer à des activités comme l'art-thérapie, le yoga, la méditation de pleine conscience, le sport… A travers ces séances, j'ai appris à écouter, à reprendre le pouvoir sur mon corps et à m'exprimer via le fusain, la poterie et autres activités créatives, dans un silence qui parle plus que les mots et m'a permis de retrouver une sorte d'équilibre perdu.

Pendant ce séjour, une profonde bienveillance s'établit entre les patients. On est tous animés par une même volonté de s'en sortir et une relation d'entraide se tisse naturellement entre les uns et les autres, surtout quand de gros coups de blues se transforment en pleurs incontrôlables. Une expérience qui apparaît comme un vrai challenge mental pour quelqu'un qui n'a jamais eu coutume de montrer ses émotions. Heureusement, j'ai bénéficié du soutien d'une équipe dévouée, d'un personnel soignant extrêmement empathique, et d'un excellent psychiatre spécialisé en burn out qui m'a aidé à retrouver mes propres valeurs et mon identité profonde. J'ai également été accompagné par une psychologue hors pair qui a su faire preuve d'une pertinence incroyable dans l'analyse de mes émotions. Autant de personnes exceptionnelles, tant par leur gentillesse que par leur professionnalisme, qui avaient toujours un mot de réconfort et d'encouragement quand je revenais démoralisé d'une sortie « test » parce que les crises d'anxiété avaient pris le dessus...

Avec du recul, je pense que ce séjour clinique, aussi difficile fut-il, était pour moi un passage obligé. Avant d'accéder à l'autoroute du bonheur, j'avais décidé d'emprunter la départementale du changement mais en payant le péage de la souffrance. On a beaucoup de temps libre lors de ces deux mois, ce qui m'a permis de faire le point avec moi-même. Comme un rendez-vous que j'avais manqué depuis plusieurs années. C'est une étape douloureuse certes, mais nécessaire, même si à certains moments j'avais la sensation de ne plus avancer. J'ai appris que c'est dans la vallée que l'on apprécie d'avantage le sommet que l'on a franchi...

« Tirons notre courage de notre désespoir même. » - Sénèque

Ce qui est sûr, c'est qu'il y a un « avant » et un « après » et qu'une certaine métamorphose identitaire s'opère dans la clinique du burn out. Tout cela ne se fait pas sans obstacles. La maladie et l'hospitalisation laissent des cicatrices morales. Penser à l'avenir et l'imaginer différent n'est pas facile quand on s'épanouissait dans notre vie d'avant. Vivre au jour le jour s'impose comme étant la nouvelle donne pour des personnes comme moi ayant vécu de grands traumatismes. On apprend à voir la vie autrement, à profiter de choses simples qu'on avait oubliées, à se rappeler ce qui est essentiel pour nous. Pour ma part, qu'il s'agisse des moments de joie ou de chagrin ayant composé ce séjour, il faut et faudra sans cesse me rappeler que « cela fût » … pour faire référence à Henri Borlant, survivant de la Shoah.

Si j'ai évité l'explosion, c'est d'une part grâce à l'aide d'intervenants spécialisés : médecin traitant, psychiatre, psychologue, sophrologue, coach ; d'autre part via un travail en profondeur pour retrouver mon énergie lors d'une période dite « de stockage » : période pendant laquelle le patient refait ses réserves d'énergie, de désir, de projet. J'ai beaucoup appris lors de ces deux étapes et le chapitre suivant sera dédié à vous partager les clés de reconstruction que j'ai identifiées tout au long de ce cheminement ; des clés qui pourront peut-être vous être utiles pour avancer vous-même ou pour aider des proches en difficulté.

CHAPITRE 3

Renaître de ses centres : les clés du Phénix

Quand on vit un burn out, on a l'impression que c'est la fin. La fin d'un temps, la fin d'un cycle, la fin d'une vie, la fin de tout. Alors il faut se mettre à reconstruire. Au début, on ne sait pas comment s'y prendre, on n'a pas d'outils, pas de mode d'emploi, on ne sait pas vers qui se tourner. Puis des solutions émergent et des sauveteurs apparaissent. Même si l'on se fait aider, il faut accepter de mouiller sa chemise pour tout reconstruire. Oser faire un travail sur soi, se remettre en question et faire face à des zones d'ombre qu'on n'avait pas forcément envie de regarder. Mais le jeu en vaut la chandelle et il est couronné par une véritable renaissance si l'on a utilisé les bons outils et sollicité les bons « artisans ».

Avant toute chose, dans tout processus de guérison, on doit accepter d'accueillir ses émotions. En effet, quand celles-ci sont fortes, elles détournent notre attention et nous empêchent de nous exprimer pleinement et de prendre de bonnes décisions. Puis il est bon de demander de l'aide, à condition de trouver la bonne personne pour nous accompagner. Enfin, pour se donner toutes les chances de bâtir des fondations solides, on doit entreprendre un travail sur soi en profondeur, en prenant en considération notre corps physique mais aussi notre corps énergétique.

J'ai expérimenté de nombreuses méthodes dans ma phase de reconstruction et il me semble important de vous partager ce que j'en ai retiré.

Agir contre le stress

Il y aurait des manières relativement simples de combattre le stress et la souffrance que les émotions nous infligent. D'une part, un vrai repos s'avère nécessaire. Par ailleurs, il faudrait éviter tout environnement anxiogène, notamment ceux qui sont liés aux écrans : TV, smartphone, ordinateur… N'oublions pas que notre système neuronal date du temps des cavernes !

Je suggérerais 4 étapes pour se protéger d'un surplus de stress et d'anxiété :

1- Savoir écouter son corps et son psychisme pour détecter les premiers signes des effets néfastes du stress
2- Apprendre à reconnaître les agents stressants qui nous entourent
3- Identifier nos réactions face aux agents stressants
4- Trouver une activité qui canalise notre stress

Il est important de préciser que ces démarches sont d'ordre individuel. La capacité d'adaptation à une situation stressante est intimement liée à la personne, son expérience, sa mémoire, son état de santé, sa perception des choses, de sorte que la gestion du stress est nécessairement individualisée. La seule ligne commune à tous pour se déstresser me semble être l'action, que celle-ci soit physique ou psychique. Il existe d'ailleurs différents types de relaxation physique et mentale, nous le verrons plus précisément par la suite.

Au-delà des étapes citées, il me semble essentiel de mettre des mots sur notre mal-être. C'est ce que confirment deux recherches utilisant la technique d'imagerie cérébrale, menées par Matthew Lieberman. Dans une première expérimentation, un sentiment de rejet social a été induit chez les participants, ce qui a eu pour conséquence d'activer une région du cerveau appelée cortex cingulaire. Cette aire cérébrale est également impliquée dans la perception de la douleur physique. Moins l'activité de cette aire était forte, moins les participants ressentaient de détresse et plus l'activité liée à une autre région du cerveau associée au langage était intense. Cette première observation suggéra que mettre des mots sur les émotions pouvait activer cette région du langage mais aussi réduire l'activité de l'aire cérébrale produisant les émotions négatives. Pour confirmer cette hypothèse, les chercheurs en sciences sociales ont exposé des participants à des photos exprimant des émotions de peur, de colère ou de joie. La moitié des participants eut pour consigne de rassembler les images exprimant des émotions similaires tandis que l'autre moitié eut pour consigne de nommer les émotions exprimées sur les photos. Lorsque les participants devaient nommer les émotions, les images du cerveau mettaient en avant une moins grande activité dans l'aire associée à la détresse et une plus grande activité dans la région associée au langage. Cette conclusion vient confirmer l'hypothèse selon laquelle décrire ses émotions amène à réduire sa détresse.

Cela dit, il est évident que lorsque l'on souffre de stress chronique, on a beau voir des photos de plages idylliques, cela ne change pas grand-chose à notre mal-être. Des chercheurs ont ainsi observé une activité physique cérébrale anormale liée à la crainte / l'anxiété et au stress chronique, notamment avec une hyperactivité de l'amygdale (associée aux réponses émotionnelles) et une sous-activité du cortex préfrontal (à savoir des zones pensantes du cerveau). Le stress chronique peut faire des ravages au niveau des systèmes cardio-vasculaires métaboliques et mener à l'atrophie de l'hippocampe du cerveau (crucial pour la mémoire à long-terme et la navigation spatiale). L'anxiété et le stress chronique sont associés à la dégénérescence structurelle et à la détérioration du fonctionnement de l'hippocampe et du cortex préfrontal. Cela peut entraîner un risque accru de développer des troubles neuropsychiatriques y compris la dépression. Un traitement à base d'antidépresseurs et une activité régulière de relaxation physique pourraient en effet augmenter la neurogénèse (naissance de nouveaux neurones) au niveau de l'hippocampe.

La neuroscience nous invite à comprendre que le cerveau ne ressemble pas simplement à un super ordinateur qui se bloque quand ses composants se révèlent défectueux. Il cache aussi une usine chimique miniature qui gouverne nos émotions. Les neurotransmetteurs, des substances sécrétées en permanence pour faire passer l'information entre les cellules nerveuses, jouent un rôle fondamental dans nos états d'âme. Comprendre nos émotions douloureuses en les nommant, nous permet de mieux les apprivoiser.

Il est important d'écouter ce que nos émotions nous disent à propos de notre vécu et d'oser y faire face en se posant les bonnes questions : *De quoi ai-je peur ? Pour quelles raisons suis-je en colère avec moi-même ? Que dois-je faire de mon sentiment de culpabilité ?*

Votre psychothérapeute vous aidera à apprendre à être dans l'*être* et non dans *l'agir*. Il vous fera découvrir la bienveillance envers vous-même et les petites choses de la vie quotidienne qui vous ressourceront : *"Le réconfort avant l'effort ! "*, me disait mon thérapeute.

Pour se sentir bien, il faut vivre en harmonie avec nos émotions. Parmi les méthodes y aidant, il y a la méditation pleine conscience qui permet d'accueillir les émotions comme des visiteurs inattendus, et de reconduire les sensations et pensées non bienvenues à la porte. Elle permet de développer ce que l'on appelle la conscience émotionnelle.

La méditation de pleine conscience

Nous avons tous entendu parler des innombrables bienfaits de la méditation. Mais quand il s'agit de s'asseoir et calmer notre esprit, c'est une autre histoire ! Nous ne savons pas bien comment nous y prendre et nous nous demandons si nous faisons les choses correctement.
Pourtant, au-delà des réticences qu'elle peut susciter, la méditation est extrêmement bienfaitrice et peut avoir énormément d'impact sur notre capacité à réussir dans la vie et à façonner notre identité. Plusieurs études ont ainsi révélé qu'elle permettait :

- Un renforcement du système immunitaire
- Une réduction de l'inflammation cellulaire
- L'amélioration des émotions positives (compassion, bienveillance…)
- La diminution du stress, de l'anxiété et de la dépression

« La sagesse n'est pas la méditation de la Mort, mais la méditation de la Vie ». - Spinoza

Les progrès des neurosciences ont par ailleurs démontré que la méditation modifie en profondeur la structure et le fonctionnement du cerveau. C'est ce que m'a expliqué le neuroscientifique français Antoine Lutz[6] que j'ai eu l'occasion de rencontrer en écrivant ce livre.

Celui-ci souligne que la pratique soutenue de la méditation se traduit par une réorganisation de l'activité des circuits cérébraux qui sous-tendent la régulation de l'attention et des émotions. Autrement dit, la structure et le fonctionnement du cerveau se transforment avec l'entraînement à la méditation. De la même manière que la région cérébrale dévolue au mouvement des doigts s'agrandit chez un pianiste au fur et à mesure qu'il apprend à jouer, les aires cérébrales que sollicite le méditant se développent avec la pratique méditative. Ces différences d'activation ou de volume du cerveau reflètent notamment un plus grand développement des connexions neuronales dans cette région.

On peut identifier 4 grandes phases dans une pratique méditative.

---

[6] Neuroscientifique au Centre de recherche de neuroscience de Lyon, Antoine Lutz mène le projet : « Impact de l'Entraînement Mental de l'Attention et de la Régulation des Emotions sur le Cerveau et le Comportement : Implications pour la Neuroplasticité, le Bien-être et la Recherche sur les Psychothérapies basées sur la Méditation - SH4 - 617739, BRAIN&MINDFULNESS »

Dans la première, l'esprit vagabonde en se remémorant des souvenirs ou en se projetant dans l'avenir et l'activité du cerveau augmente dans un circuit dit du « mode par défaut » : ce circuit est à l'œuvre quand notre cerveau est censé être au repos et met en lien des régions parfois très éloignées (comme le cortex préfrontal médian et le lobe pariétal inférieur par exemple).

La seconde phase, qui est celle où l'on prend conscience d'avoir été distrait, active d'autres régions cérébrales (insula et cortex cingulaire antérieur), issues d'un réseau qualifié de « saillance » : la conscience se réoriente vers ce qui est saillant, l'origine de la distraction, via la régulation des sensations.

Vient ensuite une troisième phase, où l'attention se détache vraiment de tout ce qui peut être source de distraction et où s'activent d'autres circuits (cortex préfrontal dorso-latéral, lobe pariétal inféro-latéral).

Enfin, dans la dernière phase, le méditant se concentre pleinement sur sa respiration, ce qui se traduit par une activité encore accrue dans le cortex préfrontal dorso-latéral.

Plus on pratique, plus on retire de bienfaits de la méditation : « la pratique intensive de la méditation permet d'améliorer la vigilance et la stabilité de l'attention», constate Antoine Lutz et son équipe qui ont analysé l'évolution de personnes ayant fait une retraite de méditative de 3 mois.

Et ce n'est pas tout : Des chercheurs s'étant intéressés à une autre forme de méditation, dite de compassion et de bienveillance, ont pu confirmer que celle-ci activait fortement les régions cérébrales dévolues à l'empathie.

Enfin, il apparaît que la perception de la douleur est différente chez les personnes méditant régulièrement. Les chercheurs ont ainsi constaté lors de tests dédiés que chez ces personnes, juste avant le stimulus douloureux, il y avait une activité moindre dans des aires cérébrales liées au stress et à l'anxiété (cortex insulaire et amygdale), ce qui suggère une moindre anticipation anxieuse de la douleur chez elles.

Je vous ai convaincu ? L'idée est de méditer un peu chaque jour. Une pratique quotidienne de 15-30 min peut réellement vous aider à faire évoluer la façon dont vous percevez le monde ainsi que celle dont vous vous sentez et réagissez. La bonne nouvelle, c'est que cela ne coûte rien d'essayer !

Se faire aider

Lors d'une période de reconstruction, il n'y a pas de honte à demander de l'aide. Au contraire, c'est là une preuve de bon sens ! En effet, guérir d'un burn out n'est pas qu'une question de volonté et d'énergie. Cela requiert un accompagnement et si possible un accompagnement multidisciplinaire, c'est-à-dire l'intervention de plusieurs professionnels à des moments différents, en général le médecin de famille, un psychiatre, un psychothérapeute, un coach et un sophrologue.

« On ne peut rien apprendre aux gens. On peut seulement les aider à découvrir qu'ils possèdent déjà en eux tout ce qui est à apprendre. » - Galilée

Chaque intervenant a un rôle important à jouer dans le processus de guérison. A mon avis, il est bon de suivre l'ordre ci-dessous pour les consulter, et surtout de procéder sans se presser :

1. Le médecin traitant ou médecin de famille.

C'est la première personne à rencontrer car c'est elle qui coordonnera votre suivi thérapeutique et médical. C'est à elle que se référeront les différents intervenants pour évaluer l'évolution du traitement.

« L'Homme doit harmoniser l'esprit et le corps » - Hippocrate

2. Le psychiatre

Le psychiatre est un médecin qui s'est spécialisé en psychiatrie. Il peut prescrire des médicaments ou aider à réajuster des traitements en cours. Il vous expliquera les raisons de ses prescriptions et leurs mécanismes d'action et conviendra d'un protocole à respecter avec vous.
Le psychiatre peut intervenir également, comme ce fut mon cas, lorsque les médecins d'assurances ou de mutuelles demandent des rapports spécialisés. En collaboration avec le médecin traitant, il peut également entrer en relation avec les médecins du travail pour préparer, le cas échéant, votre retour au travail.

3. Le psychologue

« L'objet de la psychologie est de nous donner une idée toute autre des choses que nous connaissons le mieux. »
Paul Valéry

Le psychologue traite les problèmes psychiques comme la dépression, l'anxiété, le burn out, et tout autre problème entrainant une souffrance psychologique.
Sur la base d'un diagnostic, la psychothérapie a pour but de favoriser des changements significatifs dans notre fonctionnement cognitif, émotionnel ou comportemental, dans notre personnalité ou dans notre état de santé.

Plusieurs approches psychothérapeutiques existent, voici celles que j'ai effectuées :

L'approche cognitivo- comportementale

Elle occupe une place de choix dans le traitement du burn out. Elle vise à accompagner le patient dans le développement de nouvelles manières de penser et d'agir.

1. L'EMDR *(Eye movement desensitization and reprocessing)*

L'EMDR est née dans la région de San Francisco, autour de l'école de Palo Alto, à l'époque de la révolution de l'informatique et des neurosciences.

C'est la psychologue américaine Francine Shapiro qui a trouvé par hasard en 1987 ce moyen simple et efficace de traiter des vécus traumatiques non digérés à l'origine de divers symptômes parfois très invalidants. On peut ainsi grâce à l'EMDR soigner des séquelles post-traumatiques même de nombreuses années après.

Le postulat de base est simple : nous faisons tous l'expérience de traumatismes plus ou moins importants tout au long de notre vie. Nous développons à chacune de ces expériences un trauma.
Or, lorsque nous vivons un trauma trop fort (comme dans mon cas les menaces d'incarcération en Indonésie), l'information concernant le traumatisme est bloquée dans le système nerveux.

Les pensées là concernant sont alors verrouillées tandis que les odeurs, les images, les sons, les émotions et sensations sont stockés dans un réseau de neurones qui mène sa propre vie. Ancré dans le cerveau émotionnel, déconnecté des connaissances rationnelles, ce réseau devient un ensemble d'informations non traitées. Il faut donc un rappel du traumatisme initial pour le réactiver.
L'EMDR va déclencher ce rappel par le biais émotionnel et sensoriel puisque c'est le seul moyen d'accéder à l'information traumatique.

Cela passe par une stimulation sensorielle bi-alternée (droite-gauche) qui se pratique par **mouvements oculaires** : le patient suit les doigts du thérapeute qui passent de droite à gauche devant ses yeux, mais aussi par **stimuli auditifs** : le patient porte un casque qui lui fait entendre alternativement un son à droite, puis à gauche, ou encore par **stimuli tactiles** : le patient tient dans les mains des buzzers qui vibrent alternativement de droite à gauche, ou bien le thérapeute tapote alternativement les genoux du patient ou le dos de ses mains.

La force de l'EMDR tient en ce qu'elle évoque le souvenir traumatique naturellement grâce à ces différents éléments (visuel, émotionnel, cognitif, physique). Elle stimule ensuite le système adaptatif de traitement de l'information pour lui permettre de digérer l'information dysfonctionnelle. Les mouvements oculaires de l'EMDR accélèrent ainsi la guérison après un traumatisme psychologique.

Comment se passe une séance de traitement EMDR ?

Du fait de l'effet puissant de cette thérapie sur le psychisme du patient, une préparation est indispensable. Les entretiens préliminaires permettent de :

- Construire une relation thérapeutique de confiance avec son praticien ;

- Identifier avec lui une problématique actuelle susceptible d'être traitée en EMDR, puis les souvenirs traumatiques à l'origine de ces difficultés ;

- Et enfin de mettre en place des outils psychocorporels de stabilisation émotionnelle qui peuvent être utilisés en cours de séance ainsi qu'en pratique autonome entre les séances.

Les souvenirs perturbants identifiés sont ensuite retraités, un à un, lors des séances, à l'aide des stimulations bilatérales alternées. Il faut parfois plusieurs séances pour traiter un seul souvenir. Pour les enfants, selon leur âge, le traitement EMDR peut se faire en présence de leurs parents.

Le processus psychique de traitement activé par la méthode est un processus conscient. Il correspond à ce que fait naturellement notre cerveau quand il ne se bloque pas. .Au début, le praticien demande au patient de se concentrer sur le souvenir traumatique, en gardant à l'esprit les aspects sensoriels les plus perturbants (image, son, odeur, sensation physique), ainsi que les pensées et ressentis actuels négatifs qui y sont associés. Le praticien pratique alors des séries de stimulations bilatérales alternées rapides. Entre chaque série, le patient dit ce qui lui vient à l'esprit ; il n'y a aucun effort à faire pendant la stimulation pour obtenir tel ou tel type de résultat, l'évènement se retraite spontanément et différemment pour chaque personne selon son vécu, sa personnalité, ses ressources, sa culture. Le praticien continue les stimulations jusqu'à ce que le souvenir ne génère plus de perturbations mais soit mis à distance, « effacé », ait perdu sa vivacité. Ensuite, toujours avec des stimulations bilatérales alternées rapides, il aide le patient à associer à ce souvenir une pensée positive, constructive, pacifiante, et à évacuer d'éventuels restes physiques désagréables.

Une séance d'EMDR dure de 60 à 90 minutes, pendant lesquelles on peut traverser des émotions intenses. En fin de séance, on ressent généralement une nette amélioration.

Que vous choisissiez l'approche cognitivo-comportementale et/ou l'EMDR, ces thérapies vous aideront à identifier vos émotions, à les accepter et à leur donner un sens.

Choisir son psy

C'est très bien voire nécessaire de consulter un psy… à condition de bien le choisir, le succès d'une psychothérapie reposant avant tout sur la qualité de la relation entre le patient et le psychiatre ou psychologue. On a souvent le réflexe de s'en remettre au bouche-à-oreille dans ce genre de choix. « *Tu connaîtrais pas un bon psy ?* ». Sauf qu'il s'agit là d'un choix très intime et que ce qui est bon pour l'un ne le sera pas forcément pour l'autre. Tenez-le-vous pour dit : nous sommes tous des êtres uniques et méritons à ce titre du sur-mesure. Méfiez-vous donc des conseils des autres, aussi bien intentionnés soient-ils.

Doit-on donc s'en remettre au hasard ? Cela aussi est à mon sens une mauvaise idée, le hasard ne faisant pas toujours bien les choses, du moins à ce niveau. Certaines personnes préfèrent l'approche verbale, d'autres l'approche comportementale. Mieux vaut donc prendre le temps de se renseigner sur la méthode privilégiée par le psy que vous avez en ligne de mire. Il est tout aussi important de savoir quelle est sa spécialité. Si vous êtes empêtré dans un burn out et que vous allez voir un spécialiste du couple ou des phobies, vous risquez d'être déçu.

Par ailleurs, cela peut paraître évident mais il faut s'assurer de s'adresser à des pros. En général, ceux-ci sont certifiés par des organismes sérieux. C'est le cas, par exemple, de la Fédération française de psychothérapie et de psychanalyse (FFPP), qui certifie que ses adhérents aient été solidement formés.

En vérité, le secret pour bien choisir son psy – si tant est qu'il y en ait un ! -, c'est de se lancer. Vous appelez le psy que vous envisagez et lui demandez ce qu'on appelle une "séance inaugurale", c'est-à-dire une séance au cours de laquelle vous allez pouvoir dire ce que vous espérez de votre thérapie et quelles sont vos motivations. En retour, le psy vous détaillera la méthode qu'il va utiliser. Cette étape est malheureusement souvent ignorée. Pourtant, tout se joue dès les premières séances. Ça "matche" comme on dit, ou ça ne "matche" pas. Autant partir du bon pied, c'est-à-dire sur la base d'un protocole thérapeutique clair et adapté.

4. Le sophrologue

Le terme de "*sophrologie*" est issu des racines grecques "*-sos*" (harmonie), "*-phren*" (conscience) et "*-logos*" (étude de) ou encore "*vivance de la conscience en équilibre*".

La sophrologie permet de retrouver et cultiver une pleine sérénité grâce à des techniques de relaxation et d'activation du corps et de l'esprit.

Elle renforce les valeurs positives au niveau personnel comme professionnel et développe les capacités à gérer le stress et à se reconnecter au corps et à son propre rythme intérieur tout en retrouvant de l'énergie.

Cette méthode nécessite une pratique régulière. Si vous voulez du changement, il faut planter une graine tous les jours et éviter la procrastination ! La sophrologie passe en un premier temps par l'accompagnement d'un sophrologue, en cours collectifs ou individuels. Une fois qu'une certaine autonomie est acquise, il est tout à fait possible d'exercer la sophrologie de manière totalement autonome, chez soi ou au travail pendant sa pause déjeuner.

On peut pratiquer la sophrologie au sein d'un cabinet de sophrologie comme ce fut mon cas, mais aussi dans différentes structures (entreprises, cliniques, centre de thalassothérapie, et bien d'autres).

Chaque séance dure de 45 à 60 minutes. Comme pour le magnétisme, certaines mutuelles peuvent rembourser des séances dans le cadre de la prise en charge des médecines douces.

5. Le coach

« Le coaching est l'art d'aider une personne à trouver ses propres solutions. » - Socrate

Dans le cas d'un burn out, le coaching ne peut démarrer qu'après une phase de repose et de récupération et une fois que le traitement psychologique a progressé de façon significative. En effet, être prêt pour un coaching, c'est être prêt à "reparler travail" et à se poser des questions sur son avenir professionnel.

Le coaching n'a pas de visée thérapeutique, de conseil ni de formation mais il peut vous aider à retrouver votre « nord » au niveau personnel et/ou professionnel selon vos besoins. Avec votre coach, vous envisagerez votre projet professionnel et les évoquerez les perspectives de reprise du travail.
Le coach vous soutiendra dans la recherche et la mise en place de stratégies qui vous conviennent lors de cet accompagnement "sur-mesure". On pourrait comparer le coach à un « motivateur » privé. Un peu comme si on disposait de son propre entraîneur sportif, mais pour sa réussite professionnelle ou personnelle. En deux mots, l'objectif du coach est de vous aider à définir clairement vos objectifs, à établir des stratégies concrètes pour les atteindre et à persévérer dans votre démarche.

L'outil privilégié du coaching est celui du questionnement. En posant la bonne question au bon moment grâce à des questionnaires, des exercices de communication et des mises en situation, le coach cherche à déjouer vos mécanismes de défense.

« S'il vous arrivait d'échouer dans ce projet, quels en seraient les impacts dans votre vie personnelle ? », vous demande-t-il par exemple. Il vous aide ainsi à découvrir vos forces et vos faiblesses, à redéfinir vos valeurs et à faire appel à tout l'éventail de vos ressources. Entre les séances de coaching, vous avez des exercices à faire, à la fois théoriques (préciser ses buts, trouver de nouvelles stratégies...) et pratiques (adopter une nouvelle attitude au niveau professionnel...). Avec le coach, vous pouvez évoquer par exemple ce type de questions :

"Je ne me retrouve pas dans les valeurs de l'entreprise. Comment retrouver de l'enthousiasme lors de la reprise ?"

"Comment rédiger un nouveau Curriculum Vitae ou actualiser mon profile LinkedIn ?"

"Maintenant que j'ai repris le travail, comment éviter de "replonger" et rétablir un équilibre de vie ?"

Autre élément essentiel, un coach ne vous donne pas de conseils, ne vous propose pas de solutions et ne vous influence pas. Il vous aide à découvrir vos propres réponses et ressources, souvent insoupçonnées, et à en tirer le meilleur parti. Comme un entraîneur sportif, votre coach peut suggérer des stratégies, motiver ses joueurs, exiger le meilleur de chacun d'eux, mais jamais il ne comptera les buts. Seuls les clients peuvent atteindre leurs buts. Vous devez donc au départ être solidement déterminés, désireux de changer, et prêts à faire face au changement. Pour ma part, les bienfaits du coaching ont été multiples, à savoir :

- Mieux gérer son stress et ses émotions

- Restaurer l'estime de soi et la confiance en soi, en identifiant ses forces et en sachant les valoriser

- Devenir Acteur de sa vie : Agir plutôt que subir

- Mieux vivre les phases de transition personnelle et professionnelle : séparation, deuil, licenciement, reconversion, départ en retraite...

- Construire un projet de vie personnelle et professionnelle, en cohérence avec sa personnalité et ses valeurs profondes

En pratique

Le terme coaching n'étant pas protégé, n'importe qui peut se prétendre coach. Vous devrez donc vous assurer vous-même de la compétence de l'intervenant.

La certification par une association professionnelle est un bon point de départ. Mais vérifiez la crédibilité de l'association en question : nombre de membres, code de déontologie, recours possibles, etc. La plupart des associations offrent un service de référence vers leurs membres. Certains coachs réputés ne font toutefois partie d'aucune association. Donc attention, surtout dans le marché du bien-être, soyez prudents.

La relation de confiance, de bienveillance et la « complicité » avec votre coach sont des atouts essentiels pour avancer dans votre démarche. N'hésitez pas à consulter des gens autour de vous et à demander des références.

Il existe plusieurs courants de coaching, les uns plus humanistes, les autres plus pragmatiques. Par exemple, j'ai utilisé un membre affilié à l'International Coaching Federation (ICF).

Le burn out : aspects juridiques et financiers

Le burn out implique parfois un arrêt de travail prolongé, avec des conséquences sociales et financières.

Je vous recommande quoiqu'il arrive de rester courtois envers votre employeur. L'entreprise et les services des ressources humaines n'ont pas à connaître ni les diagnostics ni les détails médicaux qui relèvent du domaine de votre vie privée.

Si un médecin mandaté par votre entreprise se présente chez vous ou vous convoque à son cabinet pour vérifier les raisons de votre incapacité, présentez-lui les documents et rapports que votre médecin traitant ou psychiatre a rédigés. Gardez une copie de tous ces rapports.
Votre licenciement pour inaptitude au travail et votre remplacement sont parfois évoqués afin d'éviter la désorganisation du service et pour maintenir l'activité.

Ma vision est que remplacer une ressource humaine compétente par une autre n'est pas forcément une solution car au problème humain, s'ajoutent des problèmes économiques et de recrutement pour l'entreprise. De plus, les ressources épuisées et laissées sur le bas-côté du chemin de l'emploi ne réinvestissent plus jamais de la même façon leur travail. Réfléchir à co-construire des dispositifs de retour à l'emploi pour les salariés post-burnout avec le responsable RH, le médecin du travail, le psychiatre et le salarié lui-même constitue selon moi la meilleure approche humaine et la meilleure façon d'obtenir de bons résultats lors du retour au travail.

Pour les travailleurs indépendants, la protection sociale a d'énormes progrès à faire.
Pour les employés, les risques se situent à la fois au niveau financier (diminution des rémunérations après une certaine période d'arrêt de travail) et au niveau du contrat de travail (certains employeurs voulant mettre fin au contrat de travail à la suite d'un absentéisme de longue durée).

Je vous recommande de vous adresser à des avocats spécialisés en matière de droit social ou en matière de médiation pour éviter de vous lancer dans des conflits avec votre employeur et des frais onéreux.

Lors d'une rupture conventionnelle, vous avez également le droit à l'assurance chômage.

Retrouver sa forme

Il y a la phase d'acceptation de la maladie et la phase de quête de solutions, surtout pour moi qui ai toujours été convaincu, déformation professionnelle oblige, que qui dit problème dit solution. J'ai vite compris que tout ne se jouait pas que mentalement et qu'il fallait soigner mon mode de fonctionnement pas seulement psychologique mais aussi physique.

"Un problème sans solution est un problème mal posé"
- Albert Einstein

Pour casser la mécanique défectueuse que l'on a engendrée, il faut reprendre les rênes de son corps et de son esprit afin de vivre mieux sa vie, ses relations, sa présence à soi et ses engagements.

Cela passe notamment par le sport, le sommeil et l'alimentation.

L'activité physique

Les bienfaits du sport sur notre cerveau sont incroyables. Non seulement L'activité physique représente un bon SAS de décompression et permet de recharge ses batteries mais en plus elle fait que notre corps libère de l'endorphine via l'hypothalamus et l'hypophyse, et du cortisol, ce qui limite la sensation de souffrance pendant l'effort et augmente le sentiment de bien-être.

Quand j'évoque le sport, je parle de sport plaisir, pas du footing que l'on fait à reculons parce que l'on a mangé un burger, ou du sport performance que l'on exerce pour se prouver encore quelque chose, non : celui qui fait du bien et qui ressource.
Une simple marche de 30 minutes offre d'énormes bienfaits pour le corps et l'esprit. Au contraire, la course type performance (semi-marathon) provoque un stress physique multiplié par 10 par rapport à la normale.
Le déséquilibre énergétique du corps est alors accentué, l'inverse du bienfait recherché...

Disons que l'idée est bonne mais le moment mal choisi ! Faites-vous plaisir dans votre activité physique, choisissez un sport qui vous enthousiasme et vous fait brûler des calories avec le sourire (au moins intérieur !).
Par ailleurs, pratiquez votre sport dès que vous sentez monter en vous l'envie de le faire, n'attendez pas d'être épuisé ou vous ne serez plus motivés ! Et n'oubliez que vous avez le droit de vous octroyer des temps de repos.

Certains exercices physiques peuvent apporter des bienfaits mentaux spécifiques comme par exemple la réduction du stress, l'amélioration de la mémoire, la gestion des envies - tout ce qui est nécessaire pour combler notre fossé identitaire.

Ainsi, **l'entraînement en résistance**, comme la musculation, sollicite le cortex préfrontal du cerveau qui régit les pensées complexes, les raisonnements, les considérations multitâches, la résolution de problèmes...
Selon une étude de l'université de Colombie britannique[7], l'usage des poids seraient d'une grande aide pour "muscler" notre cerveau et préserver nos capacités cognitives plus longtemps. Autre type d'exercices physiques : les **entraînements impliquant un travail d'explosivité**.

Ceux-ci sollicitent l'hypothalamus et favorisent la régulation de l'appétit, des fringales et des dépendances,

---

[7] Etude réalisée à Vancouver et parue en Octobre 2015 dans la revue Journal of the American Geriatrics Society : « Resistance Training and White Matter Lesion Progression in Older Women: Exploratory Analysis of a 12-Month Randomized Controlled Trial » /
https://www.ncbi.nlm.nih.gov/pubmed/26456233

ainsi que le renforcement du muscle cardiaque. Ils permettent également de limiter les effets délétères du stress sur l'appareil cardio-vasculaire et d'améliorer sa résistance contre cet agent pathogène.

Les bienfaits de l'activité physique rayonnent ainsi bien au-delà de la sphère physique. Et n'allez pas chercher des excuses d'âge messieurs dames : l'effet de l'exercice physique sur l'hippocampe peut se produire même à un âge avancé, lorsque la taille de cette région cérébrale a déjà diminué. « *On pourrait presque dire que l'activité physique fait augmenter le volume du cerveau comme elle permet de gagner du muscle au niveau du corps* », déclare Idris Guessous, chef de clinique à l'Unité de prévention communautaire du Centre hospitalier universitaire vaudois (CHUV) et médecin responsable de l'Unité d'épidémiologie populationnelle aux Hôpitaux universitaires de Genève (HUG)).

L'effet bénéfique de l'activité physique sur l'humeur est également bien documenté dans la littérature scientifique. Des équivalences ont été établies avec les antidépresseurs.

Ainsi, il suffirait de 30 minutes d'exercice intense par semaine pour soulager les symptômes d'une dépression majeure aussi bien que peuvent le faire ces médicaments. Le taux de rechute à une année d'intervalle serait même 4 à 5 fois plus faible !

Dans une prise de position scientifique datant de 1999, l'Office fédéral de la santé publique (OFSP) affirme que la pratique d'une activité physique comme la course à pied réduit le risque de dépression de plus d'un tiers.

Alors, vous chaussez vos baskets ?!

L'alimentation

Elle joue un rôle fondamental dans notre bien-être. Notre cerveau a besoin de 40 éléments indispensables pour son bon fonctionnement. Le premier est **l'eau** – n'oublions pas que le cerveau en est constitué à 80% ! Pour savoir si vous vous hydratez assez, observez la couleur de vos urines : si elles sont jaune blanchâtre tout va bien, si elles penchent vers le jaune ambre, c'est que vous ne buvez pas assez. Le mieux est d'instaurer des rituels dans son quotidien, comme s'astreindre à boire une bouteille d'eau par jour.

Parmi les aliments à privilégier, il y a ceux qui sont riches en **vitamines D**, celles-ci permettant de mieux dormir.

Il peut être bon également de prendre des **compléments en oméga-3** (acide gras). En effet, ces derniers, en particulier le DHA (acide docosahexaénoïque), sont des lipides particulièrement abondants au niveau des membranes des cellules nerveuses.
Ils contribuent à leur fluidité et à leur bon fonctionnement et peuvent être très bénéfiques pour traiter la dépression. Rappelons que notre cerveau est l'organe le plus gras de notre corps !

Les études ont démontré que les patients déprimés ont des réserves plus faibles en oméga-3 que les sujets « normaux ». Et que plus les réserves sont faibles, plus leurs symptômes sont sévères. Plus frappant encore, plus l'alimentation courante des gens contient des oméga-3, moins ils ont tendance à être déprimés.

La dernière étude OMEGA-3D a été menée sur 432 personnes dépressives recrutées en centres hospitaliers psychiatriques au Canada. Certaines ont des troubles anxieux associés à la dépression, d'autres non. Pendant 8 semaines, délai nécessaire pour juger de l'efficacité d'un médicament antidépresseur, celles-ci ont reçu soit un placebo, soit des gélules associant EPA (1050 mg) et DHA (150 mg). L'efficacité a été évaluée à partir de questionnaires portant sur les symptômes (troubles du sommeil, fatigue, difficultés à la concentration, sentiment de tristesse...) remplis par les patients et les médecins au début et à la fin de l'étude.

Au total, 55% des patients non anxieux ont constaté une amélioration de leurs symptômes grâce aux oméga 3. Pour ce sous-groupe de l'étude, l'efficacité des oméga 3 est comparable à celle d'un antidépresseur.

Il n'est donc pas étonnant que l'Agence Française de Sécurité Sanitaire des Aliments ait fait évoluer ses recommandations nutritionnelles : les apports d'EPA et de DHA ont ainsi été majorés de 250 mg d'EPA et de DHA par jour il y a quelques mois.

Consommer leur précurseur, l'acide alpha-linolénique (ALA), sous forme d'huile de colza ou de noix notamment, n'est pas suffisant pour atteindre cette recommandation. En effet, la conversion par l'organisme humain de l'ALA en EPA et DHA est faible. Il faut donc ingérer directement de l'EPA et du DHA en mangeant du poisson (ou des fruits de mer), idéalement 3 à 4 fois par semaine. Les poissons nettement plus concentrés en oméga 3 sont les poissons gras : hareng, maquereau, sardine, saumon.

Outre les poissons gras, les aliments riches en oméga 3 sont :

- Les graines et l'huile de lin
- Le colza
- L'avocat
- Les germes de blé
- Les œufs
- Les fruits à coque (noisettes, amandes, pistaches, noix…)
- La margarine
- Les graines de chia
- Les huiles de persilla, de grémil et de soja
- Certains légumes (chou-fleur, laitue, épinards, cresson)
- Les fruits de mer (moules, coquilles Saint-Jacques)

En pratique, pour être sûr de recevoir une quantité suffisante d'oméga-3 de la plus grande pureté et qualité, il est souvent plus pratique de les prendre sous forme de compléments alimentaires. Il existe plusieurs produits vendus dans les pharmacies spécialisés soit sous forme de gélules (il faut prendre 3 gélules par jour), soit sous forme d'huile (dont il faut prendre 2 à 4 cuillérées à café par jour). Les meilleurs produits seraient, selon le docteur Stoll de Harvard, ceux qui contiennent la plus haute concentration d'EPA (acide eïcosapentaenoïque) par rapport au DHA (acide docosahexainoïque), afin que l'effet anti-dépresseur se manifeste.

Autre aliment essentiel : **le fer**. Celui-ci sert à transporter l'oxygène vers le cerveau. La viande rouge permet cet apport, à chacun de voir s'il veut en consommer, on ne lancera pas ici le débat végan vs. Non-végan !

Les vitamines C, D et B, qui constituent le « complexe B », sont aussi essentielles au bon fonctionnement du cerveau. La vitamine B1 appelée "Thiamine" par exemple, va permettre de synthétiser la noradrénaline, neurotransmetteur associé à la mémoire et la concentration. Elle participe au processus d'absorption du glucose, et pour cette raison, elle est idéale pour maintenir votre énergie. La vitamine B6 est l'une des vitamines les plus complètes que nous puissions trouver. Elle est très bénéfique pour le cerveau car elle favorise la formation de neurotransmetteurs tels que la dopamine, l'épinéphrine, la norépinéphrine, le GABA et l'acétylcholine. La fonction de ces neurotransmetteurs est de transmettre les signaux qui se produisent dans les neurones.

Un petit rappel sur les secrets des neurotransmetteurs :
Dopamine, noradrénaline, GABA & acétylcholine

*- **La dopamine,** sécrétée par les lobes frontaux, est associée à des circuits de récompense, de motivation, de prise de décision. Elle présente des effets importants sur l'humeur. Lorsque cette hormone prédomine, la personnalité est extravertie, elle aime le pouvoir mais exprime des difficultés vis à vis de la critique. En excès, la personne peut émettre des actes violents.*

*- **La noradrénaline** est le neurotransmetteur synthétisé dans le système nerveux sympathique, situé entre autres de chaque côté de la colonne vertébrale. Le système sympathique correspond à la mise en alerte de l'organisme et à la préparation à l'activité physique et intellectuelle. Elle fait également office d'hormone*

lorsqu'elle est libérée dans le sang au niveau des glandes endocrines (médullosurrénales), souvent en cas de stress ou d'effort physique intense. Elle favorise l'excitation, la vigilance, l'apprentissage et le sommeil. Au niveau du système limbique, une baisse de l'activité noradrénergique favorise la dépression.

*- **Le GABA** (acide gamma-aminobutyrique) régule les états de préoccupation et permet de réduire l'anxiété et le stress.*
Une personne ayant un bon équilibre en GABA va avoir tendance à se montrer bienveillante et dévouée. Elle sera aussi capable d'accueillir les problèmes avec un certain détachement. Mais si le GABA se trouve en excès dans le cerveau, la personne sera encline à se sacrifier pour les autres et à devenir dépendante d'eux. En revanche, une sévère carence de ce même neurotransmetteur peut générer une certaine instabilité émotionnelle et une perte de contrôle de soi.

*- **L'acétylcholine,** fabriquée dans le lobe pariétal, intervient dans les processus de créativité, dans l'intuition, le goût de la découverte et la mémoire. En excès, elle peut donner lieu à un altruisme exacerbé voire provoquer une paranoïa vis-à-vis de son entourage. Un manque de cette dernière peut créer une perte de la concentration.*

En outre, la **vitamine B6** aide à l'absorption de la vitamine B12, qui est l'une des vitamines essentielles pour le développement cognitif. La carence en vitamine B6 facilite l'apparition de problèmes tels que les obsessions ou la dépression. Elle affecte également le déséquilibre émotionnel en général et les difficultés à dormir. Elle est notamment présente dans les aliments tels que le germe de blé, le riz, les pommes de terre, la dinde, le veau, le poulet, l'agneau, les œufs, le lait et les produits laitiers, le porc, les fruits de mer, les lentilles, les poivrons et les fruits secs.

La **vitamine B9** est une autre vitamine du complexe B qui, avec les vitamines B6 et B12, favorise la formation de globules rouges. Cela contribue au transport plus rapide de l'oxygène et facilite, par conséquent, le bon fonctionnement du cerveau. La vitamine B9 est également connue comme « acide folique » ou « folate ». Elle joue un rôle important dans l'acuité mentale et dans la préservation des fonctions cérébrales. A l'instar de la vitamine B6, elle intervient dans la formation de plusieurs neurotransmetteurs. La carence en vitamine B9 facilite l'apparition des accidents vasculaires cérébraux. L'acide folique est présent dans les aliments tels que les légumineuses, les céréales complètes, les épinards et les asperges, le riz complet et l'avoine. Il est également présent dans les fruits tels que la banane, l'orange, le melon et l'avocat. Presque tous les fruits secs contiennent de la vitamine B9, en particulier des arachides.

La **vitamine B12** complète le groupe des vitamines B qui sont absolument nécessaires pour un bon fonctionnement cérébral. Il s'agit en effet de l'une des plus importantes. Elle contribue à la formation des cellules et des acides gras. Elle est également fondamentale dans la synthèse de diverses substances. Son action est étroitement liée à la mémoire à court terme et à la vitesse de la pensée. La carence en vitamine B12 entraîne une perte de mémoire, une lenteur mentale et des changements d'humeur dans un sens négatif. De nombreux chercheurs associent l'absence de B12 à des maladies telles que la maladie d'Alzheimer. La vitamine B12 est présente dans les aliments tels que le veau, le poulet, la dinde et les abats. Elle est également présente dans la truite, le saumon, les palourdes, les céréales complètes, les œufs et les produits laitiers tels que le fromage, le yogourt et les autres produits similaires.

La **vitamine C** est un antioxydant puissant. Son action protège le cerveau contre le stress oxydatif et les processus dégénératifs qui apparaissent avec l'âge. Son rôle est déterminant dans la prévention de l'apparition de la maladie de Parkinson, de la maladie d'Alzheimer et dans d'autres formes de démence. Par ailleurs, la vitamine C contribue au processus d'absorption du fer. Ce dernier élément est fondamental dans les fonctions telles que la mémoire et l'attention. Beaucoup de personnes accompagnent les aliments à forte concentration en fer avec ceux possédant de la vitamine C afin de parvenir à une meilleure absorption de cet élément. La vitamine C est également considérée comme un antidépresseur naturel. Elle a la capacité d'augmenter les niveaux de sérotonine, un neurotransmetteur crucial pour notre bonne humeur. Cette vitamine est présente dans tous les agrumes et les légumes verts.

La **vitamine D** fait figure d'exception. C'est la seule vitamine qui n'est pas présente dans les aliments. Cependant, la maintenir à un niveau adéquat est fondamental pour que notre cerveau et notre corps fonctionnent correctement. Comment pouvons-nous avoir plus de vitamine D ? En nous exposant au soleil. La lumière solaire nous permet de métaboliser directement cette substance dans notre organisme. Elle améliore ainsi notre humeur, favorise la création de testostérone et augmente notre capacité mentale pour résoudre des problèmes.

Je vous conseille de consulter votre médecin traitant pour faire une analyse de sang et voir si vous avez des carences au niveau de ces vitamines nécessaires au bon fonctionnement de votre cerveau.

Le sommeil : dormir pour la consolidation, le repos et le rajeunissement

Il n'y a pas photo : bien dormir (sans médicament bien sûr) est l'arme anti-stress numéro 1. Le sommeil est le moment où vous ne ressentez plus de stress ni dans votre corps ni dans votre esprit et où le lâcher-prise est total. Il est essentiel pour la consolidation, la réparation et la croissance de la mémoire. Pendant plusieurs semaines, j'ai dormi pratiquement 12-14h par jour et ce pendant plusieurs semaines, étape essentielle dans mon processus de guérison.

Les liens entre la privation de sommeil et les effets sur notre santé mentale ont été étudiés par le docteur Jean-Louis Valatx, ancien directeur de Recherches à l'INSERM[8]. Celui-ci démontre que l'empêchement de la survenue normale du sommeil provoque un certain nombre de problèmes de santé qui peuvent s'aggraver avec le temps. Trop peu de sommeil perturbe nos émotions et notre capacité à prendre des décisions rationnelles.

De même, une fatigue excessive peut provoquer du stress et de l'irritabilité et engager ce que l'on appelle une « fatigue de décision ».

---

[8] Sleep mechanisms. Exp. Brain Res Suppl. n° 8 Ed. A Borbely and J. L. Valatx, Springer Verlag, 314 p., 198

Petit rappel de la physiologie du sommeil

L'alternance repos-activité est une caractéristique du monde vivant. Cependant, le sommeil, forme la plus évoluée du repos, n'émerge qu'avec les homéothermes (oiseaux et mammifères). A quelques rares exceptions près, le sommeil se déroule toujours selon le même schéma quel que soit le mammifère observé. L'envie de dormir se manifeste par différents signes : bâillement, frottement des paupières, baisse de l'attention, flou de la pensée... L'individu prend alors une posture de sommeil qui varie selon la température ambiante (en boule au froid, allongée au chaud). L'endormissement el le sommeil calme se caractérisent par la fermeture des paupières, une respiration régulière et ample et par l'absence de mouvements corporels. L'électro-encéphalogramme (EEG) montre un ralentissement progressif de l'activité cérébrale. Au cours du sommeil calme profond, les ondes lentes (0,5 à 5 Hz) prédominent. D'où le nom de "sommeil à ondes lentes" ou **"sommeil lent"** donné à cette phase du sommeil. La fréquence cardiaque, la température centrale et le tonus musculaire diminuent progressivement.
C'est au cours du sommeil profond que l'hormone de croissance et la prolactine ont leurs pics de sécrétion journalière. Cette première partie du sommeil dure environ 80 à 90 minutes.

Le **sommeil paradoxal** succède au sommeil lent. Cet état est très particulier. Il associe une activité cérébrale voisine de celle de l'éveil, un relâchement complet des muscles squelettiques, des mouvements rapides des globes oculaires, une irrégularité cardio-respiratoire et une vasodilatation des organes génitaux. L'individu réveillé au cours de cet état peut raconter un souvenir de rêve très précis. La durée moyenne du sommeil paradoxal est de 20 minutes environ.

La succession temporelle de sommeil lent et de sommeil paradoxal constitue un cycle de sommeil qui se reproduit à intervalles *réguliers (90 à 100 minutes). Au cours d'une nuit, 4 à 6 cycles de sommeil se succèdent selon la durée totale du sommeil. La durée du sommeil de nuit, variable selon les personnes, est en moyenne de 7 h 30 + 2 heures.*

Les alternatives pour améliorer la qualité de notre sommeil

Voici des suggestions testées et approuvées pour accéder à un sommeil serein et récupérateur sans prendre un seul médicament :

Eteindre votre appareil électronique (smartphone ou ordinateur) : évitez d'utiliser votre appareil électronique avant de vous coucher, car ils émettent une lumière bleue qui inhibe la production de l'hormone mélatonine, qui régule votre cycle veille / sommeil. Chaque fois que vous regardez la lumière bleue d'un écran, vous envoyez à votre cerveau un signal indiquant que le soleil est levé.

Bloquer vos mails et vos réseaux sociaux : vous le voyiez venir celui-là je suppose ! La nature addictive des médias sociaux peut nous entraîner dans un fil d'actualité et ne plus nous en laisser sortir pendant des heures. Par ailleurs, courriels et réseaux sociaux peuvent vous stresser avant de vous coucher. Un conseil : mettez en off votre esprit au moins 1 ou 2 heures avant de vous coucher. Vous verrez comme vous aurez l'esprit plus clair le lendemain.

Réduire la prise de stimulants : de nombreuses personnes consomment des boissons contenant de la caféine comme le café, les sodas ou le thé tard dans la journée, ce qui perturbe les habitudes de sommeil.

La caféine a une longue demi-vie et votre corps la traitera encore quelques heures plus tard. Il est temps de la boycotter et de prioriser votre sommeil. Il est fondamental pour optimiser les fonctions cognitives qui vous permettront de vous concentrer pendant de longues périodes.

Il n'y a pas de moment précis où vous devriez vous coucher ; cela dépend de vous et de votre horloge interne unique. Cela ne signifie pas que vous devez vous réveiller à 4 ou 5 heures du matin, en fait, cela pourrait perturber complètement votre rythme naturel et vous déstabiliser.

Baisser la température : selon une étude de l'Institut National du Sommeil et de la Vigilance (INSV), la température optimale d'une chambre doit osciller entre 16 et 18° pour que nous puissions bien dormir.
Contrairement à certaines idées reçues, une chambre plus fraîche fortifie la qualité de notre sommeil, car elle améliore le confort de nos voies respiratoires.

« Le début d'une habitude est comme un fil invisible. Mais chaque fois que nous répétons l'acte, nous renforçons le fil et y ajoutons un nouveau filament, jusqu'à ce qu'il forme un gros câble et lie irrévocablement nos pensées et nos actions ». - Orison Marden

Le sommeil pourrait être la fonction corporelle réparatrice la plus essentielle pour la neuroplasticité. Il est sans conteste l'une des clés du bien-être et du succès.

Retrouver son énergie

S'il est essentiel de s'assurer une bonne hygiène physique au quotidien (alimentation, sport, respiration…), il l'est tout autant de maintenir une bonne hygiène énergétique. Pour cela, il est bon de s'offrir un soin énergétique à intervalles réguliers.

Cela permet d'harmoniser l'énergie subtile, de stimuler le système immunitaire ainsi que la stimulation sanguine et lymphatique, de relâcher les tensions corporelles, de détendre le système nerveux et de calmer un mental trop actif, ce qui favorise le maintien d'un bon état de santé à tous les niveaux : physique et émotionnel.

N'oublions pas que, bien que ne pesant que quelques 1,5kg, le cerveau, qui contient 87 milliards de neurones, est énergivore.

Selon les études de neuroscience établies, Il consomme environ 25% de l'énergie totale dont a besoin notre corps. Autant dire que nous avons besoin d'énormément d'énergie pour bien fonctionner à tous les niveaux.

J'ai pour ma part expérimenté plusieurs techniques de soin énergétique dans ma quête de rééquilibrage et de mieux-être.

Douces et efficaces, celles-ci m'ont permis d'améliorer mes performances physiques et intellectuelles tout en réactivant les défenses naturelles de mon corps afin de maintenir, d'entretenir et d'augmenter mon capital santé et d'engendrer un processus d'auto-guérison.

Je conseille ces techniques à tous ceux qui peinent à gérer des tensions, des douleurs ou du stress pour qui elles peuvent être une vraie source de réconfort et de soulagement. Cela dit, elles complètent mais ne remplacent pas un suivi thérapeutique. Par ailleurs, l'efficacité des soins est relative aux transformations des habitudes, des programmations, des dépendances, que la personne va effectuer ou pas dans sa vie après la stimulation qu'elle a reçue.

Voici les approches qui m'ont personnellement le plus impacté. Il y en a beaucoup d'autres et il appartient bien sûr à chacun de trouver celle qui lui correspond, selon sa propre sensibilité et son fonctionnement personnel.

Le magnétisme

Sur le plan émotionnel, le magnétisme permet d'identifier l'origine d'un mal-être et d'opérer un lâcher-prise pour dépasser ses émotions, ses peurs, ses angoisses, ses frustrations.

Sur le plan physique, il libère et soulage les douleurs et détend le corps en cas de stress, de fatigue, de surmenage ou de douleurs musculaires et articulaires.

Enfin d'un point de vue énergétique, il rééquilibre et revitalise l'ensemble de l'organisme en réactivant la circulation des énergies et en apportant vitalité, santé et bien-être.

A noter que certains effets secondaires peuvent survenir qui varient selon votre constitution physique et votre état énergétique. Ceux-ci ne sont ni « indésirables » ni « nocifs » ; au contraire, ils participent au rétablissement de votre équilibre métabolique.

Chaque séance dure en moyenne 60 minutes. Il faut espacer les soins de 3 semaines à 1 mois pour que le corps imprègne les changements. Les séances ne sont généralement pas remboursées par la Sécurité Sociale. Ceci dit, certaines mutuelles peuvent participer aux frais dans le cadre de la prise en charge des médecines douces. Renseignez-vous auprès de la vôtre.

Le qi gong

Le qi gong taoïste harmonise la respiration, l'esprit et la conscience. Par un travail du souffle et de l'énergie tout en douceur, il agit sur les muscles et les articulations et construit un corps énergétique puissant apte à faire face au stress de la vie moderne. Il vise à ralentir les risques liés au vieillissement en optimisant la santé par l'assouplissement du corps et le renforcement des énergies et de la vitalité.

Une pratique régulière de cet art énergétique et assidue vous permettra d'améliorer la flexibilité de vos articulations, de tonifier les muscles de vos jambes, de renforcer votre équilibre, d'améliorer votre mémoire et votre concentration et de stimuler vos défenses immunitaires.

Le qi gong s'adresse à tous, quel que soit l'âge et les capacités physiques. Chacun s'adapte aux exercices selon sa souplesse, ses capacités, dans un grand respect du corps et de ses possibilités du moment. Les séances durent de 45 min à 60 min.

Comme pour la sophrologie, cette méthode nécessite d'abord un entraînement régulier le plus souvent réalisé grâce à l'accompagnement d'un expert, en cours collectifs ou individuels. Ensuite, on peut exercer le qi gong chez soi, pendant 20-30 min chaque matin, avant que les enfants ne se lèvent par exemple, tel un rendez-vous bienfaiteur avec soi-même pour bien commencer la journée.

Le shiatsu

Le shiatsu (terme japonais signifiant littéralement « pression des doigts ») est une discipline manuelle de régulation des énergies pratiquée depuis des millénaires en Extrême-Orient. Elle consiste en des étirements et des pressions sur l'ensemble du corps, le plus souvent avec les doigts, plus particulièrement les pouces et les paumes.
Le shiatsu contribue à :

o   Réduire le stress et les tensions tant physiques que psychiques

o   Stimuler et renforcer le système d'autodéfense de l'organisme

o   Équilibrer le système énergétique dans sa globalité. Le tout contribuant à améliorer votre état.

Le shiatsu s'adresse à tous ceux qui souhaitent maintenir ou développer un niveau optimal de bien-être à la fois physique, psychique et émotionnel. En cas de pathologie, un avis du corps médical est cependant requis.

Une séance dure environ une heure et il est important d'espacer les séances de 2 à 3 semaines afin que le corps intègre les changements énergétiques. Durant la séance, on reste habillé, en tenue souple, de préférence en fibre naturelle, et on s'allonge sur un futon (sorte de matelas) posé sur le sol. La séance peut se dérouler en position assise pour les personnes ne supportant pas la position couchée. Il est recommandé de faire appel à une personne certifiée par la Fédération française de shiatsu traditionnel pour bénéficier des effets majeurs énoncés auparavant. Contactez-la pour trouver les praticiens référencés près de chez vous.

5 clés pour s'en sortir

Au-delà des conseils et techniques suggérés auparavant, voici 5 éléments qui ont été essentiels dans mon processus de rémission. Si chaque cas est différent et chaque voie de guérison unique, je pense pouvoir dire qu'ils ont valeur universelle, en tout cas qu'ils feront sens pour beaucoup :

1. Bien s'entourer

La survenue d'un burn out aura probablement des répercussions sur votre entourage, tant familial que social.
Il est parfois difficile de faire comprendre à qui ne l'a pas vécu les impacts que peuvent faire en vous les événements que vous traversez. Comme le terme l'indique, quelqu'un atteint de « burn out » est totalement brûlé, dévasté de l'intérieur alors que, en façade, personne ne s'aperçoit de rien. C'est probablement l'une des plus douloureuses difficultés que vous aurez à supporter durant votre maladie : l'incompréhension d'une partie des gens qui vous entourent et la culpabilité que ceux-ci induiront chez vous, sans le vouloir en général.
Je vous conseille éventuellement de rejoindre un groupe de parole au sein d'associations du burnout. Cela vous permettra de rencontrer des personnes qui partagent votre expérience et de vous sentir compris.

Pour ma part, j'ai été très bien entouré dans cette épreuve. Je ne saurais trop remercier mon épouse qui m'a énormément soutenu. En plus de jouer formidablement son rôle de mère et d'épouse, elle est devenue une sorte de *personal mental coach* et elle a toujours pris soin de me laisser me ressourcer à mon rythme et selon mes besoins.

2. S'arrêter vraiment et le temps qu'il faut

L'inactivité crée un sentiment de culpabilité très fort au début. Après avoir travaillé 70h par semaine, on se sent soudainement démuni et inutile face à l'absence de meetings et de deadlines. Tentation est grande d'écourter un maximum son arrêt. Pourtant, dites-vous bien que non seulement vous avez besoin d'un VRAI break pour vous régénérer, mais en plus que si vous retournez au travail trop tôt, vous serez dans l'impossibilité de déployer tout votre potentiel. Alors ne culpabilisez pas, prenez votre temps et profitez de cet espace pour restaurer votre sommeil, reprendre contact avec des personnes que vous appréciez et des activités qui vous font du bien, lire ce que vous n'avez jamais eu le temps de lire ou de finir, faire du sport sans chercher la performance, bref : rechargez vos batteries. Et surtout ne laissez personne vous presser, ce moment de reconstruction est à vous et rien qu'à vous. Il faut accepter que le temps fasse son office. Le seul paramètre à respecter est votre rythme, et vous seul pouvez le connaitre.

3. Se faire aider (à la juste mesure)

Thérapeutes EMDR et EFT, psychanalystes, médication… Il existe de multiples modes d'accompagnement souvent très aidants. À chacun de trouver celui qui lui convient le mieux en fonction de sa sensibilité et de ses attentes, il n'y a évidemment pas de recette miracle.

Quoi qu'il en soit, il est important de ne pas surinvestir dans le soin en accumulant les rendez-vous pour « se faire du bien ». Pour ne pas se disperser dans mille approches différentes et s'y perdre d'une part,
mais aussi pour ne pas se ruiner. Car il faut savoir que se soigner d'un burn out à un coût. Ni la sécurité sociale ni les mutuelles ne prennent en compte ce mal du XXIème siècle pourtant annoncé comme la première cause d'arrêt maladie à compter de cette année 2020. Comment les employés modestes, tout aussi touchés par ce nouveau fléau, arriveront-ils à se soigner ?

4. Penser pour panser

Lire, me documenter, m'a beaucoup aidé pour comprendre ce qui s'était passé et mieux appréhender le futur. J'ai compris que mon burn out n'était pas une conséquence prédestinée de ma nature, mais plutôt une sorte de « contexte inapproprié sur fond de non-assistance à personne en danger » comme le disait mon thérapeute. Malheureusement, il semblerait que le déni de la souffrance au travail ait un bel avenir.

5. Revoir ses priorités

Pour instaurer un cadre de travail post-burn out, il faut se demander *pour quoi* on travaille plutôt que *pourquoi* on travaille. Revoir ses habitudes, en fonction de ce qui est vraiment essentiel pour nous. Repenser sa vision du monde du travail et ses fantasmes professionnels pour se projeter dans une nouvelle vision plus saine, pragmatique et réaliste.

Une démarche longue et difficile, mais qui en vaut la chandelle. Ne l'oublions pas, le maître d'ouvrage, c'est vous.

Revoir ses priorités nous ramène à la question du sens : Qu'est-ce qui fait sens pour vous ? Qu'est-ce qui vous anime ? Savez-vous pour quoi vous vous levez le matin ? Que l'on ait vécu un burn out ou pas, que l'on ait un haut poste ou pas, que l'on brigue la réussite ou pas, on a tous besoin d'une boussole. La question est : comment ne pas perdre son nord dans un contexte souvent déboussolant ? Perte de sens, non-sens et bon sens : c'est dans quel sens ?

CHAPITRE 4

Trouver du sens

A la fin de mon séjour à la clinique, je vais beaucoup mieux. J'ai conscience d'être encore fragile mais les crises d'angoisse s'espacent, je me sens globalement plus apaisé et je commence à réfléchir différemment, plus posément, en prenant des distances par rapport aux croyances qui m'ont mené à ma perte. J'ai compris que la course à la réussite n'était pas ce qui allait me rendre heureux. Que le pouvoir pour le pouvoir n'avait pas de sens pour moi, pas plus que l'argent pour l'argent. Qu'il me fallait trouver un autre sens, un nouveau sens. Lors de mon dernier rendez-vous avec le psychiatre de la clinique, je lui confie mon mieux-être, content de lui dire que je vais mieux après deux mois de convalescence, d'introspection et de soins. *« C'est quoi votre nouveau but ? »*, me demande-t-il alors. La question me laisse perplexe. Autant je me sens mieux, autant je ne sais toujours pas où je vais, ni pourquoi. C'est totalement déroutant pour moi qui ai toujours convoité des objectifs clairs et précis. Je me sens comme un joueur de football qui ne verrait pas le but où tirer, comme un marathonien qui ne saurait pas dans quelle direction est la ligne d'arrivée. Comment trouver un sens ? Comment donner du sens à ce que l'on fait ? Je ne crois pas être le seul à me poser ces questions, que l'on soit passé par un burn out ou pas d'ailleurs. Nous sommes dans une société à la fois en perte et en quête de sens. Dans un monde quelque peu désenchanté, nous cessons de croire à un sens collectif et entreprenons de trouver un sens individuel à nos existences. Le seul et unique critère d'une vie réussie devient la réalisation de l'individu en soi, la conquête de grands idéaux universels n'étant plus ce qu'elle a été… Pour certains, cette réalisation s'opérera dans un épanouissement professionnel, pour d'autres dans une harmonie sociale ou familiale. A chacun son sens, à chacun son essence. Le tout, c'est de le trouver. A force de lire et d'explorer, j'ai identifié des pistes pour avancer dans ce sens… disons dans le bon sens.

La perte du sens au niveau collectif

Dans l'Antiquité, poser la question du sens de la vie revenait à celle de trouver sa place, son *topos*, au sein de l'ordre général du monde. La réalisation d'une personne n'était pas liée à son épanouissement personnel mais plutôt à sa fonction et son rôle dans la société. En témoignent les écrits d'Aristote, de Platon, de Socrate. Aujourd'hui, on ne peut plus réellement parler d'« ordre général » comme le reflète la mondialisation de la colère qui a marqué 2019 et semble se pérenniser en 2020. Une mondialisation qui s'exprime de différentes façons à travers le monde et pour des raisons diverses, parmi lesquelles la hausse des taxes sur le carburant en France, celle du prix du ticket de métro au Chili, ou encore l'application d'une taxe sur WhatsApp au Liban. Les problèmes et systèmes sont très différents mais au fond, ce sont les mêmes causes qui suscitent la colère à savoir, entre autres, les inégalités (inégalités non seulement entre riches et pauvres mais aussi entre classes moyennes et très riches), la corruption, le libéralisme sauvage... Cette révolte est aussi l'expression d'une démocratie directe sans partis ni figures l'incarnant, par plusieurs catégories de la population qui n'hésitent pas à descendre dans la rue pour remettre en cause les pouvoirs en place dont elles se méfient de plus en plus. L'espoir d'un renouvellement politique est particulièrement criant chez les jeunes, qui sont souvent aux avant-postes des manifestations.

« *L'espérance est le songe d'un homme éveillé.* » - Aristote.

Comme souvent dans les mouvements de révolte, il y a un élément déclencheur. Celui-ci semble souvent dérisoire au premier abord mais il est le révélateur de colères et de malaises profonds, généralisés et larvés. Les dirigeants acculés font en général marche arrière en suspendant ou en supprimant ce qui a joué le rôle d'étincelle. Mais la plupart du temps, cela ne suffit pas à calmer des manifestants avides de changements en profondeur. Pour citer quelques exemples probants :

Hong Kong, 28 avril 2019

- **L'étincelle.** La modification de la loi sur les extraditions, faisant craindre un renforcement du contrôle de Pékin.

- **Les origines de la colère.** Les manifestants exigent davantage d'autonomie et de libertés civiles face aux ingérences grandissantes de la Chine dans les affaires de sa région semi-autonome. En poste depuis mi-2017, la cheffe de l'exécutif, Carrie Lam, cristallise la colère des protestataires, dont la plupart réclament sa démission de la tête de Hong Kong.

Equateur, 1er octobre 2019

- **L'étincelle.** L'annonce de la fin des subventions sur les carburants qui a fait bondir les prix à la pompe de plus de 100 %.

- **Les origines de la colère.** Cette mesure s'inscrit dans un vaste programme de réformes économiques engagées par le président Lenin Moreno pour réduire les dépenses publiques. Depuis deux ans, la colère contre le chef d'Etat est généralisée. Elu sur la base d'une continuité avec son prédécesseur et mentor Rafael Correa, figure de gauche admirée en Amérique latine, avec la promesse de poursuivre la « *révolution citoyenne* », il a choisi la rupture en s'entourant d'économistes libéraux et en renouant avec les milieux d'affaires et les multinationales. Cette volte-face a été vécue comme une « trahison » par une bonne partie de l'opinion publique. D'autant que, soumis à la pression du Fonds monétaire international (FMI), qui est revenu dans le giron équatorien en accordant un crédit de 4,2 milliards de dollars, l'exécutif a mis en œuvre des réformes d'ajustement structurel. Si la hausse du prix de l'essence a été l'élément déclencheur, ce chèque était assorti d'autres conditions, comme la division par deux des congés des fonctionnaires ou la réduction de certains impôts et taxes bénéficiant aux plus riches.

Chili, 17 octobre 2019

- **L'étincelle.** L'augmentation du prix du ticket de métro (de 800 à 830 pesos, soit 1,04 euro).

- **Les origines de la colère.** On pourrait faire remonter cette colère aux années 1980, sous la dictature d'Augusto Pinochet, lorsque les « Chicago Boys », le surnom d'un groupe d'économistes chiliens, influencés par Milton Friedman, ont été chargés de redresser le pays à grand renfort de privatisations, de réduction du rôle de l'Etat et de libéralisation quasi totale de l'économie. Ce système, inscrit dans la Constitution de 1980, a trouvé ses limites après la crise économique, créant des inégalités extrêmes, de l'endettement et provoquant l'exclusion de toute une partie de la population. Le pays vit depuis le début des années 2000 au rythme de grandes manifestations sociales : les étudiants en 2001, 2006 et 2011 contre la privatisation du système éducatif ; les travailleurs des grandes mines de cuivre et les dockers sur les salaires et les conditions de travail, et les femmes contre les abus sexuels et les inégalités salariales. A ces colères, s'est ajouté un ras-le-bol généralisé après plusieurs scandales de corruption mettant en cause les élites du pays.

Liban, 18 octobre 2019

- **L'étincelle.** L'annonce d'une taxe sur les appels effectués par l'intermédiaire de l'appli WhatsApp.

- **Les origines de la colère.** Cette taxe est l'impôt de trop dans un pays où des besoins élémentaires, comme l'eau, l'électricité et l'accès universel aux soins, ne sont pas assurés, trente ans après la fin de la guerre civile (1975-1990). Les manifestants dénoncent pêle-mêle la corruption, les bas salaires et l'état des infrastructures. Désormais, ils réclament un changement de la classe dirigeante

Bolivie, 20 octobre 2019

- **L'étincelle.** La contestation du dépouillement des bulletins de vote après l'élection présidentielle.

- **Les origines de la colère.** Une partie des Boliviens, qui dénonce une « *autocratie* », n'a pas digéré la décision d'Evo Morales de briguer un quatrième mandat, alors que les électeurs s'étaient prononcés contre à l'occasion d'un référendum en 2016.

France, 17 novembre 2018

- **L'étincelle.** Augmentation des prix à la pompe après une hausse des taxes sur le carburant.

- **Les origines de la colère.** La montée d'une forme de ressentiment social incarné par le mouvement des gilets jaunes.

« C'est par leur caractère que les hommes sont ce qu'ils sont, mais c'est par leurs actions qu'ils sont heureux, ou le contraire ». - Aristote

A travers ces manifestations à la fois différentes et apparentées, la démocratie symptomatise un processus d'individualisation. Désormais et de plus en plus, l'individu prend sa place comme unique entrepreneur de son avenir. Il s'abolit du poids de la hiérarchie institutionnelle et endosse la responsabilité de son bonheur et de son malheur ; il prend conscience que c'est lui l'unique pilote de sa vie, lui son propre juge et arbitre.

Avec tout ça, un parfum de cynisme rode dans l'air. Nombreux sont les gens émotionnellement, physiquement et psychiquement épuisés par les exigences liées à leur travail, leur famille et par la baisse de leur pouvoir d'achats. La vague de contestation sociale au niveau mondial en est une preuve. Une forme de disruption est en marche… où l'individu prend les rênes de sa vie et ne se laisse plus influer par la société.

C'est ce qu'évoque, avec sa plume mordante, Jean-Laurent Cassely, journaliste à Slate.fr, dans son livre *La Révolte des Premiers de la Classe*. Il s'y interroge sur les motivations des jeunes diplômés, leur rapport au travail, leur approche du commerce de proximité et leur manière de redonner du sens à leur vie et du prestige à des métiers et des fonctions longtemps ringardisés par le progrès et le tout-numérique. Son constat est clair et sans concession :

« Perdre le sens de son action au quotidien n'est pas simplement une maladie de la modernité, réservée à ceux qui ont déjà beaucoup – la sécurité physique, le confort matériel, la sécurité professionnelle – et qui se situent au sommet de la pyramide des besoins psycho-sociaux ; c'est un désespoir qui vient remettre en question notre humanité, car il est difficile de vivre sans avoir une image claire de sa contribution à la société ».

La quête de sens au niveau individuel

La perte grandissante de sens au niveau sociétal se conjugue à une quête de sens au niveau individuel. Nous prenons conscience que, si nous avons besoin des autres pour exister, notre identité d'Homme ne saurait se réduire à cet être « pour et par les autres ». Elle ne se construit pas que dans nos liens interpersonnels mais également dans et par l'action.

« La puissance d'agir est la puissance d'exister » - Spinoza

La « puissance d'agir », je l'ai bien explorée durant les 17 années où j'étais intensément dans le « faire » au point de finir par m'y perdre.
A trop faire, on oublie d'être… On n'existe que par son travail, on est prêt à tout lui sacrifier, on devient *workalcoholics* comment le disent les Anglo-saxons. Certains fuient l'angoisse de la mort et la peur du vide existentiel dans la drogue, la nourriture, l'alcool, d'autres dans la boulimie… de travail. Le burn out vient nous dire, dans notre corps, dans notre tête, dans notre âme, dans nos tripes, que tout cela n'a pas de sens. On comprend alors qu'il va falloir en retrouver un au lieu de continuer à partir dans tous les sens.

Selon Victor Frankl, élève de Freud et auteur de l'anthologie « Retrouver le sens de sa vie »[9], c'est le sens

---

[9] « Retrouver le sens de sa vie », Victor Frankl

que nous donnons à notre vie qui motive et oriente nos actions. Un manque de sens peut donc rendre très malheureux. C'est dans cette idée que Frankl a développé une approche psychothérapeutique mettant le sens de l'existence humaine au premier plan. Il s'agit de la logothérapie, du grec « *logos* » qui signifie *raison*. La logothérapie ne vise pas à nous indiquer une direction ; elle nous aide à identifier les valeurs et les possibilités qui nous attirent et font sens pour nous. Pour Frankl, il s'agit de trouver un juste milieu, un équilibre voire même une harmonie entre l'action, le relationnel et le sens.

Victime de l'holocauste, Frankl raconte avoir observé attentivement ses compagnons d'infortune dans les camps de concentration. A partir de ses observations, il a identifié trois dimensions principales à travers lesquelles nous donnons du sens à notre vie :

1. Nous donnons du sens à notre vie à travers une œuvre ou un objectif

Le désir d'atteindre des objectifs à court, moyen et long terme est garant de sens et de motivation. Les nazis avaient confisqué et détruit un important manuscrit de Frankl. En se donnant l'objectif de terminer cette œuvre, celui-ci a donné du sens à sa vie et nourri son courage face à l'adversité.

2. Nous donnons du sens à notre vie à travers nos relations

Les relations que nous entretenons avec les autres sont sources de sens et de bonheur. Plusieurs prisonniers des camps rêvaient de revoir leur épouse et leurs enfants, et cette idée nourrissait leur désir de vivre malgré les

conditions atroces dans lesquelles ils se trouvaient.

3. Nous donnons du sens à notre vie à travers une vision « transcendante »

Les personnes qui possèdent une vision qui transcende leur existence ont une vie remplie de sens. Les différentes religions fournissent ce genre de sens pour un grand nombre de personnes. Une vision importante, comme survivre à l'holocauste pour éviter que de tels événements se reproduisent, joue le même rôle.

« On peut tout enlever à une personne, excepté une chose, la dernière des libertés humaines : celle de décider de sa conduite. » - Victor Frankl

Trouver ou donner du sens

« Les choses ne changent pas, change ta façon de les voir, cela suffit. » - Lao Tseu

Nous sommes responsables à part entière de ce que nous vivons et de la manière dont nous le vivons. Quels que soient les hauts et les bas que nous traversons, nous sommes libres de choisir la réaction et le comportement que nous adoptons face à eux.

On peut tout autant choisir de se poser en victime et cultiver la souffrance que décider de modifier notre façon de voir notre souffrance, par exemple en prenant nos difficultés comme des occasions d'apprendre et de grandir. C'est un choix, nous sommes maîtres de nos visions et rien ne nous oblige à les subir.

Personnellement, avant d'obtenir les résultats que j'ai la chance d'avoir aujourd'hui, j'ai trimé dur, j'ai souffert, je me suis parfois découragé. Mais à chaque fois je me disais que si je voulais réussir, je devais voir ce que je pouvais apprendre de mes échecs et aller de l'avant plutôt que de m'apitoyer sur mon « horrible » sort. Et ça a fini par marcher !

« Un peu plus de persévérance, un peu plus d'effort, et ce qui paraissait être un échec sans appel peut devenir une réussite éclatante. » - Elbert Hubbard

Voici les conseils inspirés de ma lecture des écrits de Frankl que je pourrais donner à ceux qui se ne voient plus d'intérêt à rien pour réinjecter du sens dans leur vie :

- **Trouver 10 choses positives qui ressortent d'une situation**

Il y en a toujours, je vous le garantis, même quand cela paraît invraisemblable. En faisant ressortir les dimensions positives d'une épreuve, nous choisissons d'adopter une attitude constructive face à la situation que nous vivons.

Cette attitude nous permet de concevoir de nouvelles possibilités, notamment via la visualisation créatrice, ce qui nous aide ensuite à agir et à transformer ces possibilités en réalités.

Frankl précise : « *Il ne s'agit pas simplement de pensée positive ; il s'agit plutôt d'attacher notre attention à un sens qui est plus acceptable pour nous-même.* »

« Si vous voulez toucher une cible, vous devez viser un peu au-dessus. Toutes les flèches en vol subissent l'attraction de la terre. » - Henry Longfellow

- **« Vivre comme si c'était la seconde fois »**

Victor Frankl suggère de voir le présent comme s'il était le passé. Cet exercice aide à identifier les erreurs que nous avons commises et à éviter de les répéter. C'est comme si nous avions le pouvoir de changer le passé !

- ### La métaphore du calendrier

Nous pouvons comparer notre vie à un calendrier. Si nous jetons les feuilles de chaque nouvelle journée qui passe, la déprime ne sera jamais bien loin. En revanche, si nous les rangeons pour relire plus tard nos notes, nous aborderons avec plus d'enthousiasme les difficultés. Nous nous pencherons avec fierté sur ce que nous avons accompli, conscients de la richesse de notre passé.

« Ce que nous laissons derrière nous et ce qui nous attend n'est rien, comparé à ce qui est en nous. » - Olivier Wendell Holmes

- ### La dé-réflexion

Cette technique vise à nous aider à détourner notre attention de nous-mêmes, de nos malheurs et de nos préoccupations, pour la fixer sur un événement, une autre personne, une cause importante ou sur n'importe quoi d'autre qui nous permette d'arrêter de nous concentrer sur nos bobos - on a trop souvent le doigt dedans et ça ne sert qu'à l'infecter.

- ### Partir à la conquête de passions

Cela peut paraître difficile, je le conçois. Les personnes passionnées sont avantagées car elles sont curieuses et ont envie de réaliser de nombreux objectifs. Si vous n'en faites pas partie, demandez-vous ce qui est important pour vous.

Qu'est-ce qui vous passionne par-dessus tout ? Qu'aimeriez-vous réaliser ? Si vous ne savez pas quoi répondre, il est temps de tenter de nouvelles expériences.

Essayez de nouvelles activités, lisez sur de nouveaux sujets, rencontrez de nouvelles personnes...

Souvent, nous n'avons pas de passions simplement parce que nous n'avons pas encore pris le temps de les trouver. Il faut donc les chercher activement.

Il y a de grandes chances que vous soyez surpris de vos

trouvailles ! Vous verrez qu'elles nourriront le sens de votre vie.

« Il n'y a pas de petites ou grandes choses mais il y a ce que j'aime, ce que je fais et ce qui me plait. » - Jacques Prévert

- **Se donner l'occasion de vivre des émotions « élevées »**

Echappez-vous quelques instants de la platitude du quotidien en vous sensibilisant à la beauté de l'art ou de la nature, en songeant à de belles valeurs (la grandeur, la bienveillance, la bonté, la justice...), en nourrissant des relations plus profondes avec les autres... Le but est de faire résonner des valeurs fortes pour vous et de les ranimer en votre for intérieur.

- **Moduler son état d'esprit**

Quand vous ayez un travail insatisfaisant, le moyen le plus efficace de lutter contre l'épuisement professionnel est de redonner du sens à votre activité. Quitte à changer de travail ! Bien sûr ce n'est pas toujours si simple et l'inconnu fait peur…

Mais quelle que soit votre situation, vous pouvez néanmoins prendre des mesures pour améliorer votre état d'esprit.
Essayez de trouver une valeur qui vous est chère dans votre travail. Même dans certains emplois « ordinaires », vous pouvez vous focaliser sur la façon dont votre rôle aide les autres et/ou contribue à la société. Changer votre attitude envers votre travail peut vous aider à retrouver un sens afin de trouver l'équilibre dans votre vie. Si vous détestez votre travail, cherchez du sens et de la satisfaction à un autre niveau : dans votre famille, dans votre couple, dans vos loisirs, dans un travail bénévole, dans votre vie sociale…

« Ce n'est pas parce que c'est difficile que nous n'osons pas, c'est parce que nous n'osons pas que c'est difficile. » - Sénèque

- **Développer nos différentes facettes**

Il s'agit de tresser ensemble nos identités *d'Homo Faber* : se réaliser par nos actions, notre travail, *d'Homo Amans* : se réaliser par l'amour, l'amitié et *d'Homo Patiens* : se réaliser par ce que nous mettons en place avec et/ou pour les autres, par exemple en nous investissant dans un projet collectif.

▪ Accepter notre finitude

Pour bien vivre, nous devons accepter la perspective de notre disparition. L'angoisse de cette fin inéluctable alimente toutes nos peurs. Pourtant paradoxalement, l'idée de la mort donne du sens à la vie : la chrysalide disparaît pour donner naissance au papillon par exemple.

« Ce que la chenille appelle ''catastrophe'' se nomme en réalité ''papillon'' » - Richard Bach

▪ Cultiver notre volonté

Dans ma carrière professionnelle, il m'est souvent arrivé de déployer des efforts considérables pour atteindre le but que je m'étais fixé. J'ai alors eu l'impression de me surpasser, de rompre avec mes habitudes. J'ai effectivement réussi à changer de vie et à me réinventer moi-même. Certains diront que notre volonté est la source de notre discipline, de notre engagement et de notre résistance au découragement. Je pense que ma volonté est forte lorsque je réussis à entreprendre ce qui me tient à cœur car je suis alors poussé par un désir intérieur irrésistible, sur lequel ma volonté n'a pas d'emprise. On peut le concevoir dans le sens inverse : quand notre volonté est faible, c'est qu'elle va dans le sens contraire des forces ou désirs qui nous animent. Cela reste mon analyse, fruit de mon expérience personnelle.

Quand la souffrance prend sens

Vivre, c'est souffrir. Survivre, c'est trouver un sens à sa souffrance. Ce sens est en chacun de nous, personne ne peut le trouver à notre place. Chaque individu doit découvrir sa propre réponse et assumer la responsabilité de la mettre en action. S'il y réussit, il continuera à évoluer en dépit de tous les obstacles qu'il rencontre. Pour reprendre une maxime : *« le présent est passé, puisque l'on peut changer le passé »*.
A chacun de nous de choisir ce dont on veut être responsable, envers quoi et envers qui !

« Celui qui a un ''pourquoi'' lui donne un but, peut vivre avec n'importe quel ''comment'' » - Friedrich Nietzsche

Notre vie est comme un film : il est formé de milliers de diapositives individuelles, chacune d'elles étant chargée d'une certaine signification. On comprendra tout le sens du film de notre vie quand on aura vu la fin de ce dernier. Alors seulement on comprendra le sens de chacune de nos diapositives. Parmi elles, il y aura probablement des épisodes qui nous ont causé de la souffrance (dépression, burnout, maladie…), mais la plupart du temps, la souffrance cesse quand elle prend un sens, surtout quand celui-ci est lié à notre raison de vivre. On finit même alors par la percevoir comme nécessaire dans notre évolution personnelle. Pour ma part, j'ai énormément souffert lors de mon burn out, mais quand je me replonge dans les diapositives de cette étape de ma vie, je vois à quel point elles m'ont fait avancer et me reconnecter à ce qui était essentiel pour moi et que j'avais oublié.

Est-ce que je revendique le fait qu'il faille souffrir pour trouver un sens à sa vie ? Pas du tout ! Souffrir inutilement relève du caractère masochiste et je ne cautionne évidemment guère cet aspect. J'insiste simplement sur le fait qu'on peut trouver un sens à sa vie en dépit de – ou plutôt à travers la souffrance.

« J'ai enlevé les deux FF du verbe souffrir, maintenant je vais bien » - Anonyme

Depuis l'épreuve de mon burn out, j'ai décidé de vivre chaque moment de ma vie comme si je la vivais une deuxième fois. Notre vie possède un sens inconditionnel qui va de pair avec les valeurs inconditionnelles de chacun de nous ; ce sont elles qui nous garantissent une certaine dignité – c'est du moins mon point de vue.

« Tout ce qui est remarquable est aussi difficile autant que rare. » - Spinoza

Que dire du caractère éphémère de notre existence ? Celui lui ôterait-elle tout sens ? Je suis persuadée que non, bien au contraire. Rappelons que le mot latin *« finis »* a 2 significations : *but* et *fin*. Simplement, il est de notre responsabilité de nous réaliser et en nous créant une existence qui fait sens pour nous.

« *Connais-toi toi-même* ».

Est-il besoin de citer notre ami Socrate pour savoir à quel point il est essentiel de se connaître soi-même pour faire les bons choix et trouver le bon sens ?
« *Nosce te Ipsum* », le dit lui-même Descartes (Connais-toi toi-même).

Se connaître soi-même, c'est connaître :

- o   Nos talents/dons
- o   Notre personnalité
- o   Les valeurs qui donnent du sens à nos actions

C'est en ayant connaissance de tout cela que je pourrais non seulement connaître ma place dans le monde mais aussi accéder à un certain bonheur tout en en offrant aux autres.

« Le sens de la vie est de trouver notre don. Le but de la vie est de le partager ». - William Shakespeare

Quand on connaît nos dons, on n'est jamais fatigués ; on prend du plaisir à ce que l'on fait et on reçoit en retour beaucoup de satisfaction à agir.
Observez par vous-mêmes : les personnes qui connaissent leurs talents et leur mission ont confiance en eux. Rien ne peut les détourner de leur but. Aucun de leurs actes ne leur semble jamais inutile. Elles savent ce qu'elles doivent faire et pourquoi elles ont choisi de le faire.

Elles n'ont pas peur des difficultés ni des échecs, car elles se focalisent sur leur objectif et chacune de leurs actions a une raison d'être.

« La pensée et nos actions sont le crayon qui trace notre destinée » - Anonyme

Dans ma vie personnelle comme professionnelle, je constate que plus on s'oublie à soi-même, c'est-à-dire plus on se consacre à une cause ou une personne que l'on aime, plus on devient humain et plus on se réalise. Mes différents voyages au Japon m'ont permis de découvrir une nouvelle philosophie de vie et notamment de me familiariser avec ce qu'on appelle là-bas « l'ikigaï ».

Trouver son ikigaï

L'*ikigaï* est une philosophie de vie japonaise qui consiste à trouver un sens à notre vie, un équilibre, une raison de se lever le matin et d'être heureux d'accueillir chaque jour. Une étude japonaise a démontré que l'ikigaï est facteur de bonne santé et de longévité. La région d'Okinawa (archipel situé au Sud du Japon, entre l'océan Pacifique et la mer de Chine orientale) qui pratique ce concept au quotidien compte ainsi un grand nombre de centenaires (5 fois plus qu'aux Etats-Unis !).

Littéralement, *"iki"* signifie *"vie"* et *"gaï"* veut dire *"qui vaut la peine"*. C'est une vie dans laquelle on se sent *"complètement aligné avec soi-même dans tous les domaines"*, « une raison de se lever le matin ».

Un des pans de l'ikigaï concerne la relation au travail. Les Japonais ne sont pas attachés à la notion de retraite car ils considèrent le travail comme une potentielle source de plaisir et de développement personnel. Cette vision concorde exactement avec une de mes convictions profondes: le travail peut être une source d'épanouissement.

Comme l'illustre ce schéma, l'ikigaï serait la jonction et l'équilibre entre quatre composantes :

· ce que j'aime faire
· ce dans quoi je suis doué
· ce dont le monde a besoin
· ce pour quoi je peux être payé

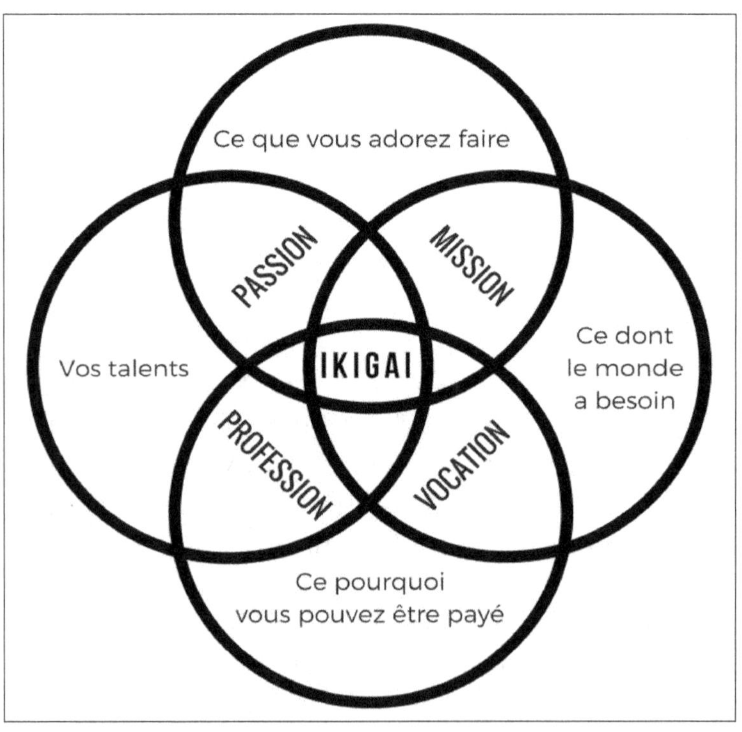

En France, nous donnons beaucoup d'importance à la quatrième composante : ce pour quoi je peux être payé. Or, l'ikigaï est une question d'équilibre. Si une composante est privilégiée par rapport aux autres, alors il n'y a pas équilibre, et donc il n'y a pas ikigaï. L'ikigaï est donc un concept particulièrement intéressant pour qui recherche un **meilleur équilibre vie professionnelle/vie personnelle**, et davantage de sens dans son travail.

Comment rechercher son ikigaï ?

Pour rechercher votre Ikigaï, je vous conseille de mobiliser votre curiosité et votre joie de chercher et de rencontrer. Le temps d'exploration peut être long – il faut parfois des années à la recherche d'une vocation qui nous permette de gagner notre vie ou de trouver un simple équilibre.

Dans mon métier et lors de mes voyages, j'ai eu l'opportunité d'échanger avec des personnes ayant trouvé leur ikigaï. Toutes me disaient pratiquer chaque jour un ou plusieurs rituels méditatifs. Une à plusieurs fois par jour, elles se retrouvaient seules (en tenant leur smartphone très éloigné !) pour faire le vide et se recentrer sur elles pendant cette instant « gratuit » qui pouvait être du yoga, de la marche en pleine forêt, du sport... A chacun sa recette pour se débrancher du stress quotidien.

Vous avez peut-être remarqué que le GROS obstacle pour trouver son ikigaï vient de notre peur, notamment la peur de l'échec ou de ne pas y arriver : monter son entreprise, réussir un projet, écrire un livre, prospecter xx clients par jour, etc.

Il est vrai que cela demande de l'humilité de reconnaître qu'on est effrayé par telle ou telle action et qu'il convient de la fractionner en sous-actions plus modestes pour se donner du courage. La clé, je pense, est de faire un seul pas à la fois, un pas simple et concret, et ce quelle que soit l'action que vous vous êtes proposé de faire.

Si j'ai trouvé mon Ikigaï...

Mon métier lors de mes expatriations est d'accompagner des hommes et des femmes impliqués dans des projets de transformation individuels et collectifs dans le but d'assurer des résultats exceptionnels et durables pour l'entreprise.

Ce que j'aime le plus, c'est montrer que les choses sont simples quand on passe à l'action, même si la plupart des gens ont tendance à les compliquer. Mon rôle auprès de mes équipes est de les guider, de leur poser les bonnes questions et surtout de leur donner l'autorisation de faire, de petits pas en petit pas. Pour certains, il s'agit d'un vrai challenge car il faut affronter la résistance autour et en soi. Mais le premier pas détermine les succès qui vont suivre. Comme je me plais à leur dire :"*Si vous partez de Paris et que vous déviez de 3 degrés chaque jour, vous vous retrouverez à Miami et non à Toronto !*"

Je suis toujours très curieux de découvrir la singularité des parcours de chacun ; j'aime particulièrement les rencontres, les relations qui se nouent et qui se dénouent.

Je suis très enthousiaste quand une mission démarre et heureux quand elle se termine, parce que cela signifie que mon équipe a gagné en confiance et en autonomie pour prendre la relève.

Ce que j'aime également, c'est aussi de transformer une idée en réalité, de saisir un potentiel identifié, et ensuite de le proposer à mes équipes.

« Je n'ai pas de talent particulier. Je suis seulement passionnément curieux. L'important est de ne pas arrêter de poser des questions. La curiosité a sa propre raison d'exister. » - Albert Einstein

Depuis quelques mois, je me forme à la neuroscience et m'intéresse à son impact sur notre management. Comme pour tout, je pars de tout ce que je peux et sais faire… et j'explore.

Je pars du principe que quand on aime ce que l'on fait, on ne triche pas. Tout se fait par et dans l'action, qu'elle soit de petite, moyenne ou grosse envergure, cela dépend du projet et/ou des sujets en question. L'action m'aide à déterminer ma motivation, à affiner ma réflexion et à discerner dans ce que je fais ce qui fonctionne bien et ce qui peut être amélioré.

"Tant que l'on n'est pas passé à l'action, la plus belle réflexion du monde reste des mots sur une feuille." - Anonyme

Les trois qualités sur lesquelles je me suis appuyé pour donner un sens à ma vie sont la régularité, la confiance et la curiosité. Cette combinaison m'a toujours permis de saisir les bonnes opportunités au bon moment.

Un rituel méditatif ?

Je n'en ai pas spécialement, à vrai dire, je ne suis jamais dans la « pleine conscience », sauf quand je dessine pour mes trois enfants qui illuminent ma vie ! Cependant, je me réserve des moments introspectifs. Ainsi, une fois par semaine environ, je m'offre un rendez-vous avec moi-même, muni d'un bon café, d'un cahier et d'un stylo. J'ai toujours besoin d'avoir un projet personnel au fond de l'esprit. Celui qui m'occupe en ce moment est l'écriture d'un livre afin de continuer à mettre en avant une vision personnelle des évènements auxquels je collabore : plus on partage, plus on possède, d'une certaine manière.

A la conquête de nos cathédrales...

Je ne sais pas si je l'ai trouvé mon ikigaï, mais lorsque je suis en mode action, j'essaye de prendre régulièrement du temps pour être à l'écoute de mes besoins et revisiter mes choix.

D'ailleurs, si j'avais un conseil à donner pour trouver son ikigaï, ce serait de le chercher à l'intérieur de soi en se questionnant sur ses inspirations profondes et ses valeurs. Trouver sa mission de vie, et se demander quelle contribution au monde on a envie de donner. En réfère la fameuse fable des tailleurs de pierre de Charles Péguy :

"En se rendant à Chartres, Charles Péguy aperçoit sur le bord de la route un homme qui casse des cailloux à grands coups de maillet.
Les gestes de l'homme sont empreints de rage, sa mine est sombre. Intrigué, Péguy s'arrête et demande :
- *Que faites-vous, Monsieur ?*
- *Vous voyez bien*, lui répond l'homme, je casse des pierres.

Malheureux, le pauvre homme ajoute d'un ton amer :

-*J'ai mal au dos, j'ai soif, j'ai faim. Mais je n'ai trouvé que ce travail pénible et stupide.*

Un peu plus loin sur le chemin, notre voyageur aperçoit un autre homme qui casse lui aussi des cailloux. Mais son attitude semble un peu différente. Son visage est plus serein, et ses gestes plus harmonieux.

- *Que faites-vous, Monsieur ?* questionne une nouvelle fois Péguy.
- *Je suis casseur de pierre. C'est un travail dur, vous savez, mais il me permet de nourrir ma femme et mes enfants.*

Reprenant son souffle, il esquisse un léger sourire et ajoute:
- *Et puis allons bon, je suis au grand air, il y a sans doute des situations pires que la mienne !*

Plus loin, notre homme, rencontre un troisième casseur de pierre. Son attitude est totalement différente. Il affiche un franc sourire et il abat sa masse, avec enthousiasme, sur le tas de pierre. Pareille ardeur est belle à voir !

- *Que faites-vous ?* demande Péguy.

- Moi, répond l'homme, je bâtis une cathédrale !

Le sens est ce qui permet de passer du labeur de tailleur de pierres à l'enthousiasme du bâtisseur de cathédrales...

« Votre temps est limité, alors ne le gaspillez pas en vivant la vie de quelqu'un d'autre.
Ne soyez pas piégés par les idées toutes faites - les dogmes - ce qui revient à vivre selon le résultat de la pensée d'autrui.
Ne laissez pas le bruit de l'opinion des autres étouffer votre voix intérieure.
Et, le plus important de tout, ayez le courage de suivre votre cœur et votre intuition.
Eux savent déjà ce que vous voulez vraiment
devenir. Tout le reste est secondaire. » - Steve Jobs

CHAPITRE 5

De l'art de conjuguer
sa vie au présent

Ne nous méprenons pas : trouver du sens ne veut pas dire se lancer dans mille projets et partir effrénément à la conquête d'un avenir idéal. Le sens de notre vie dépend du sens que l'on accorde au *réel*, à l'*instant présent*, et le moment le plus important est celui que nous vivons *en ce moment même*. Méfions-nous de la tendance actuelle à vivre dans la dimension du projet et à nous assujettir à des finalités projetées dans un futur plus ou moins lointain. Cessons de croire que notre bonheur découlera de l'accomplissement des objectifs que nous nous sommes assignés, comme par exemple gravir les échelons d'une carrière, accéder au pouvoir, devenir entrepreneur...

« Tandis qu'on attend de vivre, la vie passe ». - Sénèque

Nous cédons souvent au mirage d'un bonheur ajourné, d'un paradis sans cesse à construire et reconstruire. Pourtant, l'objectif une fois acquis, nous faisons presque toujours l'expérience douloureuse de l'indifférence en nous rendant compte qu'arriver à nos fins ne nous rend au final guère plus heureux, ni malheureux d'ailleurs : ça ne change fondamentalement rien.

Le burn out menace quand on fait passer ses objectifs futurs avant son présent, quand on ruine son quotidien en faveur d'un potentiel avenir flamboyant. Un jour, il faut savoir oublier les « *demain* », les « *plus tard* », les « *un jour* » : c'est aujourd'hui qui compte, c'est maintenant qui existe.

« *Dès que vous honorez le moment présent, tout malheur et tout combat disparaissent, et la vie se met à couler dans la joie et la facilité.* » - Eckhart Tolle

A la conquête du présent : allo les Stoïciens ?

Selon les Stoïciens, les deux maux qui pèsent sur notre existence et freinent son épanouissement sont la nostalgie et l'espérance, en d'autres termes l'attachement au passé et le souci de l'avenir. Ce seraient eux qui nous feraient manquer l'instant présent et nous empêcheraient de le vivre pleinement. Pas besoin d'avoir lu Freud pour savoir comme nous vivons en proie à notre passé (schémas de croyance, valeurs, éducation…), parfois dans la nostalgie des joies de l'enfance, parfois dans le souvenir d'un passé douloureux, parfois dans l'empreinte de traumatismes passés à peine conscients. Or, comme le disent les Stoïciens, « celui qui reste prisonnier de son passé sera toujours incapable d'agir ». Laisser le passé au passé et s'occuper de son présent sans se focaliser constamment sur l'avenir est une clé de l'action. Marc Aurèle l'a formulé mieux que quiconque dans le livre XII de *ses Pensées* :

« *Tout ce que tu souhaites atteindre par un long détour, tu peux l'avoir dès maintenant si tu ne te le refuses pas à toi-même. Il suffit de laisser là tout le passé, de confier l'avenir à la providence et de diriger l'action présente vers la piété et la justice ; vers la piété pour aimer la part que la nature t'attribue ; car elle l'a produite pour toi et pour elle ; vers la justice, pour dire la vérité librement et sans détour et pour agir selon la loi et la valeur.* » (La piété fait référence à l'amour du monde tel qu'il est).

Il insiste en ajoutant :

« Souviens-toi que chacun ne vit que dans le moment présent, dans l'instant. Le reste, c'est le passé, ou un obscur avenir. Petite est donc l'étendue de la vie que nous avons à affronter. »

Cette attitude stoïcienne face au temps n'a à mon sens rien perdu de sa valeur de nos jours. Elle me semble même demeurer l'unique approche pour atteindre un état de sérénité. Renoncer aux remords, aux regrets et aux angoisses que cristallisent notre passé et notre avenir est nécessaire si nous voulons goûter pleinement ce que le monde a à nous offrir, et ce quoi qu'il advienne.

« Il faut accomplir chaque action de la vie comme si c'était la dernière » - Marc Aurèle

Être en paix avec son présent, c'est aussi accepter qu'on ne contrôle pas tout. Pour les Stoïciens, il y a une différence cruciale entre *ce qui dépend de nous* et *ce qui ne dépend pas de nous.*
En vérité, seules nos actions et nos opinions dépendent de nous ; l'ordre du monde, lui, dépend du destin contre lequel il est vain de lutter.
C'est pourquoi nous devons modifier nos opinions afin d'approuver ce qui nous arrive puisque ce qui nous tombe dessus, que ce soit agréable ou douloureux, est voulu par « la Providence ».

« Que la force me soit donnée de supporter ce qui ne peut changer et le courage de changer ce qui peut l'être, mais aussi la sagesse de distinguer l'un de l'autre. » - Epictète

Epictète illustre cette distinction par l'exemple suivant : le but du tir à l'arc n'est pas d'atteindre la cible, cela ne dépend pas de moi puisque je ne suis pas maître des événements et qu'un coup de vent - ou tout autre élément extérieur à mon pouvoir - peut dévier ma flèche. Ce qui dépend de moi, c'est de mettre tout mon soin à bien viser, sans me soucier de ce qui arrivera à la flèche. De même, s'il se casse la jambe ou est renversé par une voiture, le stoïcien s'évertuera à changer son opinion jusqu'à admettre que non seulement « ça devait arriver », et même jusqu'à dire qu'il est bon que cela soit arrivé. Le Stoïcien, on le voit, n'est nullement résigné : il préfère au contraire l'acquiescement au jugement et c'est cet assentiment qui lui permettra de vivre mieux, de vivre heureux. Il ne se soumet pas à la nécessité, il l'accueille et reconnaît en elle son bien. Il s'agit, pour reprendre la formule de Zénon, de *« vivre conformément à la nature »*.

"N'attends pas que les événements arrivent comme tu le souhaites ; décide de vouloir ce qui arrive et tu seras heureux" - Epictète

Le fait que le destin gouverne le monde n'empêche pourtant pas le Stoïcien de chercher son bonheur dans la liberté. Mais on ne trouve bonheur et liberté qu'à deux conditions : 1/coopérer avec le destin et 2/prendre conscience que l'on n'est qu'une particule dans un monde immense dans l'espace comme dans le temps. Voilà qui invite à la modestie !

Si l'homme est une particule, il est une particule responsable : il ne tient qu'à lui d'exercer sa volonté de faire le bien. C'est cette liberté qui incline au respect de soi en tant que citoyen du monde. Le Stoïcien affirme en effet que chacun a un rôle à tenir sur terre et qu'il faut, autant que possible, l'assumer avec élégance. C'est ce que l'on appelle *l'esprit cosmopolite*.

« Le destin guide celui qui l'accepte, il traîne celui qui lui résiste. » - Sénèque

Vivre en stoïcien consiste à :

1. Vivre conformément à la nature, c'est-à-dire conformer ses désirs à l'ordre rationnel de l'univers.

2. Distinguer ce qui dépend de nous et ce qui ne dépend pas de nous.

3. Ne pas chercher à lutter contre le destin et faire bon accueil à ce qui nous arrive : c'est ainsi que l'on trouve la tranquillité de l'âme, voie d'accès au bonheur.

4. Avoir le courage d'être cohérent avec soi-même

« Toujours vouloir la même chose, toujours refuser la même chose » - Sénèque

N'y voyez-vous pas une belle source d'inspiration en cette ère de course à la réussite et de soif de plein contrôle ?

Accepter nos choix et assumer nos décisions

Dans la vie, j'ai appris à être en paix avec mes choix et décisions. J'ai pris conscience que ce n'est qu'avec nos expériences et nos connaissances *d'aujourd'hui* que nous jugeons qu'il y avait un meilleur choix à faire. Le mieux est d'essayer de comprendre. Quel sens avait cette action pour moi à l'époque et quel sens puis-je lui donner aujourd'hui, bien que je ne puisse la changer ? Comprendre la nécessité de nos actes nous permet d'accepter notre destin et de nous accepter à travers lui. Ne laissons place ni aux regrets ni aux remords. Il nous est tout à fait impossible d'agir à l'instant présent, alors mieux vaut le vivre que de ruminer nos actes passés.

Dans nos vies, nous sommes quotidiennement amenés à prendre des décisions. Plus nous sommes conscients de l'enjeu qu'elles représentent, mieux nous connaissons la situation et les choix qui s'offrent à nous, meilleure sera notre décision finale.
Se décider, ce n'est pas s'imposer un choix, mais cumuler toutes les informations nécessaires afin que le choix se fasse de lui-même.

C'est la connaissance de nous-même et du monde extérieur qui détermine nos actions et nous permet d'agir dans le « bon » sens.

Si nous nous contentons d'idées floues et confuses, ces dernières nous inhiberont voire nous laisseront impuissants. La connaissance, de nous-même et de notre environnement, est ainsi essentielle dans le choix de nos actions, ou de nos inactions.

Connaître nos vrais désirs

Désirer, désirer, désirer, un des grands verbes de notre temps. La société de consommation nous incite à vouloir toujours plus. Plus d'argent, plus de nouvelles technologies, plus de vacances, plus d'activités, plus d'amis, plus de réseau, plus de likes… Au-delà de tout cela, nous désirons une chose : ce qui nous permet de nous réaliser.

Spinoza désigne le désir par le terme *conatus*, qu'il définit comme « *l'effort de persévérer dans son être* ». L'idée est qu'il ne suffit pas d'être soi pour être ce que l'on est : notre identité dépend des rencontres que nous faisons, que celles-ci soient attendues ou imprévues. Être soi-même ne va donc pas de soi, mais est le fruit d'un effort, d'une quête et donc d'un *désir*.

« L'effort par lequel chaque chose s'efforce de persévérer dans son être n'est rien à part l'essence actuelle de cette chose. » - Spinoza

Nous croyons tous que le désir est avant tout un manque. Nous croyons désirer ce que nous n'avons pas, ce que nous ne sommes pas également. Or, en réalité, nous ne désirons que ce qui nous permet d'être nous-même. Nous ne désirons une chose ou quelqu'un que parce que cette chose ou cette personne nous permet d'être ce que nous sommes. Nous le voyons bien à travers la publicité. Celle-ci se focalise rarement sur les qualités intrinsèques du produit, préférant vanter ce que nous deviendrons si nous l'utilisons : beau, séduisant, athlétique, successful…

Ainsi, nous convoitons les dernières technologies à la mode, des vêtements, des diplômes, non pas pour ce qu'ils sont mais pour ce qu'ils sont censés faire de nous, l'objectif étant in fine de nous réaliser nous-même. Nous voulons être à travers ce que nous désirons avoir - et non le contraire. Comme l'indique Spinoza, pour survivre, voire même pour nous épanouir, il suffira pour nous de savoir ce que nous désirons réellement et d'identifier ce qui nous convient, pour augmenter notre puissance et éprouver en conséquence de la joie.

« Nous ne désirons aucune chose parce que nous la trouvons bonne mais au contraire nous jugeons qu'une chose est bonne parce que nous la désirons. » - Spinoza

Quels sont vos désirs profonds ? Qui êtes-vous et que désirez-vous être ? Que disent de vous vos désirs ? Autant de questions qu'il est bon de se poser plutôt que de penser à ce qu'on n'a pas ou aux choses matérielles qui nous font défaut. Le désir peut ne pas être un manque mais représenter au contraire une vertu pour devenir soi.

Avoir confiance en soi

On impute souvent nos hésitations et procrastinations à un « manque de confiance en soi ». Quel dommage de renoncer à des projets qui nous tiennent à cœur pour cette raison ! Ou pour toute autre raison d'ailleurs. Il est important de passer à l'action, de ne pas céder à la tentation de ne pas bouger ou de ruminer. N'oublions pas qu'à 80-85 ans, ce sera probablement la fin, alors évitons les risques de regrets !

« L'action n'apporte pas toujours le bonheur, sans doute, mais il n'y a pas de bonheur sans action. » - Benjamin Disraeli

Il faut mettre en place des stratégies pour faire face au manque de confiance en soi et à la tentation de se cantonner à ce qu'on maîtrise et ne pas sortir de sa zone de confort. La douleur de l'effort, de la discipline, n'est rien par rapport à la douleur des regrets.

« Si tu fais ce que tu as toujours fait, tu obtiendras ce que tu as toujours obtenu. » - Anonyme

Je conçois par expérience qu'une boucle revient souvent à savoir :

Doute -> peur -> inconfort -> décentrage (confusion/ brouillard) -> découragement (on reporte au lendemain ou on avance au ralenti)

Tout d'abord, acceptons de ne pas être à 100% compétent dans tous les domaines et commençons par identifier nos talents et nos dons. La base de la confiance de soi, c'est le management de soi-même (connaissance du soi). Pour cela, il faut :

1- *Extraire la racine du doute*

Qu'est-ce qui fait que j'ai des doutes ? Écoutez la fonction *utile* du doute et trouvez son antidote grâce à la pensée positive => analysez le côté positif de votre projet

2- *Écouter sa peur*

On la perçoit comme une ennemie mais la peur est riche de conseils. Le but est de l'inviter à entrer : « *merci j'ai bien compris ton message* » et de la raccompagner à la porte. Le danger, c'est de la laisser s'installer dans la chambre d'ami, ce qui ne facilite pas la réflexion. Écoutez votre peur mais ne l'invitez pas à dormir chez vous !

3- *Affronter ses zones d'inconfort*

« Ce qui ne nous anéantit pas, nous rend plus fort » - Friedrich Nietzsche

La vie commence en dehors de notre zone d'inconfort. En effet, l'inconfort est une étape obligée pour nous développer comme être humain.

Il est toujours source de progression et c'est un fait : la progression se fait dans l'incertitude. Certains me demandent comment j'arrive à être à l'aise dans l'exercice de parler en public.
Je tiens à vous dire qu'au départ de ma carrière, je n'étais pas du tout rassuré quand il s'agissait de parler devant un auditoire ! C'est ma volonté de faire la différence, puis la pratique, qui m'ont amené à acquérir cette capacité.

« Si vous ne commettez pas d'erreur, c'est que vous ne travaillez pas assez dur sur les problèmes. Et ça, c'est une grande erreur. » - Franck Wilczek

Osez sortir de votre zone de confort et n'attendez pas que les autres le fassent pour vous ! *« Ne pas remettre ses clés personnelles aux autres »* fait partie des conditions de la progression.

4- *Se recentrer*

Votre efficacité est proportionnelle à votre capacité à vous détendre. Chacun a ses propres manières de le faire.
Certains pratiqueront le yoga, le karaté, la peinture, d'autres iront courir dans la nature ou cuisineront des petits plats.
Pour ma part, la méditation de pleine conscience ou une bonne séance de sport plaisir feront le job. On dissipe automatiquement le brouillard en se recentrant.

Il faut se reconnecter à soi, à sa personnalité, à la force de caractère que chacun d'entre nous a à l'intérieur.

Si on se focalise sur ce dans quoi nous sommes bons plutôt que sur nos limites, nous constatons que nous avons beaucoup plus de ressources que ce que l'on croit !

La réussite dépend de notre état d'esprit et de notre manière de pensée. Je me rappelle d'un moine rencontré en Thaïlande. Il venait d'y avoir de grosses inondations et il me disait « qu'ils n'avaient pas le temps pour la déprime » ; la dépression est le mal des pays riches, ne l'oublions pas !

S'engager à 100%

Renforcer son niveau de connaissance, c'est bien. Renforcer son niveau d'engagement, c'est encore mieux.

À mon sens, on n'avance à rien si l'on ne s'engage pas pleinement dans ce que l'on fait / vit.

- Dans votre relation de couple : un engagement de 50%, cela s'appelle des amis, alors ne vous marriez pas.

- Dans vos relations avec vos amis : un faible niveau d'engagement, cela devient des connaissances.

- Dans votre énergie : un faible niveau d'engagement, vous prenez du poids.

- Dans votre carrière : un faible niveau d'engagement, vous passez inaperçu.

- Dans vos affaires : un faible niveau d'engagement, vous ne gagnez pas d'argent et ne payez pas vos factures.

Notre principal challenge réside dans notre capacité à nous engager à 100% dans nos choix, tant personnels que professionnels.

Mes beaux-parents, couple d'immigrés portugais, représentent pour moi ce bel exemple d'effort et de persévérance.

« Pour ce qui est de l'avenir, il ne s'agit pas de le prévoir mais de le rendre possible » - Antoine de Saint-Exupéry

Cependant, il faut être patient pour les résultats finaux et analyser notre progression plutôt que les fruits immédiats de nos efforts : est-ce qu'aujourd'hui, j'ai progressé en tant que leader, en tant que papa ? Est-ce que j'ai l'intention d'être un peu mieux demain ?

« Ne visez pas le succès. Car on ne peut pas poursuivre le succès, pas plus que l'on peut poursuivre le bonheur. Ils sont que des effets secondaires de l'engagement que l'on manifeste pour une cause plus grande que soi-même. Ecoutez ce que votre conscience vous dicte et agissez au meilleur de votre connaissance.

Alors vous verrez qu'à la longue, le succès, la reconnaissance, vous viendra parce que vous n'y pensiez pas. » Victor Frankl

Renforcer son niveau de connaissance est aussi essentiel. Sur ce point, pas d'excuse : à l'heure de Google et d'internet, nous avons la chance d'avoir un accès illimité au savoir. Il est plus que jamais simple et accessible d'apprendre et se former, même de chez soi, même gratuitement. Profitons-en ! Cultivons-nous, enrichissons-nous et allons chercher par nous-mêmes les compétences que nous n'avons pas.

"Si tu veux avancer dans l'étude de la sagesse, ne refuse point, sur les choses extérieures, de passer pour imbécile et pour insensé" - Epictète

Tout ceci est la base de la réflexion que je me porte au quotidien. Mon conseil est d'essayer de prendre du plaisir dans la progression et de ne pas baser son engagement sur le résultat immédiat. Sinon on risque d'être frustré, démotivé et découragé, ce qui n'est pas l'objectif recherché ! Mieux vaut se focaliser sur la progression, l'apprentissage, l'enrichissement personnel, pas sur la destination immédiate. Pour étayer cette approche, prenons l'exemple du joueur de golf : S'il vise le drapeau, il craint de ne pas l'atteindre (pression-stress), de le manquer de peu (doute) ou complètement. En revanche s'il se concentre sur la belle action de son mouvement, son swing, la position de ses mains sur le grip, la perfection de son mouvement davantage que sur l'objectif à atteindre, il atteindra d'autant mieux le trou. Si l'on veut cultiver l'espoir d'accéder à la joie du résultat escompté, il est plus judicieux de se focaliser sur la pleine conscience de son acte et non sur une projection anxiogène.

Spinoza traite cette question de la crainte (*metus*) et de l'espoir (*spes*), dans l'Ethique III en abordant la théorie des affects :

« Les affects de l'espoir et de la crainte ne peuvent être bons par eux-mêmes. En effet, la crainte est une tristesse et il n'y a pas d'espoir sans crainte ni de crainte sans espoir. Plus donc nous nous efforçons de vivre sous la conduite de la raison, plus nous faisons effort pour nous rendre moins dépendants de l'espoir, nous affranchir de la crainte, commander à la fortune autant que possible, et diriger nos actions suivant le conseil certain de la raison ».

Le philosophe aborde ces questions dans le cadre de l'analyse de la projection temporelle de l'affectivité. Tributaire des traces amnésiques du passé et soumise aux contingences du présent, l'affectivité projette, par l'imagination, ses idées et affects dans la durée.

C'est ainsi que *« l'homme éprouve par l'image d'une chose passée ou future la même affection de joie et de tristesse que par l'image d'une chose présente »* (Éthique III, Définition des affects XVIII).

Du point de vue de l'image, une chose est identique qu'elle soit présente, passée ou future. La différence ne peut alors se faire que par des affects spécifiques qui sont des modes de temporalisation de la joie et de la tristesse selon le passé et l'avenir. Il s'agit de l'espoir, de la crainte, de la sécurité, du désespoir, de la satisfaction et du remords de conscience. L'espoir et la crainte ont en commun le doute. Si l'on enlève le doute, on a la sécurité comme « *joie née de l'idée d'une chose future ou passée au sujet de laquelle il n'y a plus de cause de doute* » (Définition des affects, XIV, XV) et le désespoir comme « *tristesse née de l'idée d'une chose future ou passée au sujet de laquelle il n'y a plus de cause de doute* ». L'espoir engendre la sécurité et la crainte le désespoir. Dans tous les cas, nous sommes dans la certitude donnant lieu à une apparente stabilité. La satisfaction comme « *joie qu'accompagne l'idée d'une chose passée arrivée inespérément* » réfute le désespoir, alors que le remords de conscience comme « *tristesse qu'accompagne l'idée d'une chose passée arrivée contrairement à notre espoir* » réfute l'espoir. L'espoir est une joie faite de tristesse, car elle n'est pas une certitude de l'issue.

"Il ne faut pas lier un navire à une seule ancre, ni une vie à un seul espoir" – Epictète

La crainte est une tristesse faite de joie, car elle est également inconstante et n'exclut donc pas l'espoir que la chose redoutée n'arrive pas. Si la sécurité est ce qui assure une garantie à l'espoir, cette joie reste empreinte de tristesse, car elle n'est qu'une stabilisation de l'espoir qui continue de reposer sur la crainte. Si le désespoir est une tristesse, il comporte aussi sa part de joie, en éliminant l'incertitude liée à la crainte. Enfin, la satisfaction est une joie qui ne fait que nous soulager.

« La satisfaction intérieure est en vérité ce que nous pouvons espérer de plus grand. » - Spinoza

Se réjouir vs se plaindre

À mon retour en France à la suite de mon burn out, m'a interpelé une attitude typiquement francophone : la fâcheuse habitude de se plaindre => 97% des gens ont un mode de communication négative. Il semblerait presque que se plaindre, c'est exister pour certains de nos compatriotes. Sans en arriver jusque-là, force est de constater qu'aujourd'hui, on oublie très rapidement le fait de se réjouir. Pourtant, il me semble essentiel de savoir faire preuve de gratitude et nous émerveiller des petites choses, souvent voire quotidiennement.

« Si vous voulez que la vie vous sourie, apportez-lui d'abord votre bonne humeur. » - Spinoza

Soyons reconnaissants d'être en bonne santé, droits sur nos jambes, entourés, d'avoir un travail, de manger ce qu'on aime, d'être libre – il y a mille raisons de se sentir reconnaissant si on ouvre les yeux !

« Le contentement apporte le bonheur même dans la pauvreté. Le mécontentement apporte la pauvreté même dans la richesse. » - Confucius

Le cerveau ne peut pas exprimer de la rancœur et de la gratitude en même temps. Certains détracteurs me diront : « *mais parfois, ça fait du bien de se plaindre !* ». C'est vrai, mais on peut essayer de le faire de manière constructive. Par exemple, avant d'écrire et partager un post négatif sur Facebook, réfléchissez un instant. Certes, vous êtes épuisé et écrire ce message peut être votre défouloir, mais vous êtes en train de vous vider énergétiquement. Par ailleurs, pensez-vous que les gens ont besoin de lire ou d'écouter des « saloperies » ou d'être inspirés par des pensées négatives ? Si vous n'êtes pas bien, allez plutôt vous reposer ou faire un tour et demain vous tâcherez d'arborer une approche plus constructive, entreprendre une nouvelle démarche ou demander de l'aide à quelqu'un par exemple.

« Quand tu te plains de la situation, tu fais de toi une victime. Abandonne la situation, change la situation ou accepte-la. Tout le reste n'est que folie. » - Eckhart Tolle

Nous avons tous nos moments de ras-le bol où on en a par-dessus la tête de cumuler les préoccupations d'ordre professionnel, financier, familial, relationnel, parental, qui angoissent la journée et empêchent de dormir la nuit. Même les plus optimistes d'entre nous peuvent avoir leurs moments de découragement. Il suffit d'une trop forte pression sur le plan financier, d'une ambiance au travail qui se détériore, de sentiments qui deviennent confus, de malaises physiques préoccupants, ou encore de relations compliquées avec nos enfants, nos parents ou nos amis pour que de gros nuages gris apparaissent, en nous comme autour de nous, entraînant de fortes sensations d'inconfort et de fatigue. La question est : que faire quand c'est le chaos en nous et autour de nous ? Courir chez un psy ? Se gaver de pilules ? Fuir sur une île déserte ? Tout plaquer et repartir à zéro ?

S'il vous arrive de vous demander d'où vient la souffrance et comment il est possible de vous en libérer une fois pour toutes, vous serez heureux d'apprendre qu'il existe des stratégies simples, faciles et efficaces pour retrouver son équilibre et transformer son chaos en cadeau. La première chose est de ne pas chercher à faire abstraction des difficultés que l'on rencontre mais au contraire de les accueillir. Il s'agit de les voir plutôt comme un rappel à l'ordre, telle une incitation à reconsidérer les besoins essentiels que l'on avait peut-être négligés en nous laissant trop accaparer par nos projets et nos responsabilités courantes.

« Souvenez-vous que le bonheur dépend non pas de ce que vous êtes ou de ce que vous possédez mais uniquement de votre façon de penser. » -
Dale Carnegie

Imaginez qu'en jetant un regard différent sur les diverses problématiques perturbant votre vie, vous puissiez en venir à considérer la souffrance non plus comme un fardeau accablant, mais plutôt comme un défi à relever, une invitation à découvrir vos talents insoupçonnés et à développer vos qualités demeurées latentes jusqu'à maintenant. Que se passerait-il si vous découvriez qu'il vous est possible de voir au-delà des apparences et des illusions de ce monde, simplement en vous mettant à l'écoute de votre petite voix intérieure pour déchiffrer les messages libérateurs qu'elle vous envoie ? Avant de désespérer et de tout remettre en question, pensez à ceci : chaque problème porte en lui sa solution ; chaque situation conflictuelle n'existe que pour favoriser l'émergence de votre potentiel intérieur.

« Ce n'est pas tant ce que les gens ignorent qui cause de vrais problèmes, c'est tout ce qu'ils savent et qui n'est pas vrai. » - Mark Twain

La deuxième chose est de se familiariser avec quelques habitudes très simples qui changeront votre état d'esprit. Si je devais les résumer en comptines (soyons fous !), je dirais :

Ce que l'on réprime, s'imprime > **S'exprimer**
Ce à quoi l'on résiste, persiste > **Dédramatiser**
Ce que l'on fuit, nous poursuit > **S'enraciner**
Ce qui nous affecte, nous infecte > **Lâcher prise**
Ce à quoi l'on fait face, s'efface > **Se responsabiliser**
Ce que l'on visualise, se matérialise > **S'unifier**
Ce que l'on bénit, nous ravit > **Rayonner**

Voyons ce que cela signifie concrètement.

1 – S'exprimer : Ce que l'on réprime, s'imprime

Il y a un dicton populaire qui dit que « ce que l'on n'exprime pas en mots, le corps finira par le traduire en maux ». Il va de soi que lorsque l'on ravale nos émotions pendant un long moment, cela peut finir par affecter notre moral et notre enthousiasme, voire notre vitalité au quotidien. Ne vaudrait-il pas mieux alors se donner le droit de les exprimer au fur et à mesure ? Il ne s'agit pas de se mettre à pleurer en plein souper de famille ou de piquer une énorme colère au beau milieu d'une réunion de travail… mais juste d'oser verbaliser comment l'on se sent de temps à autre auprès des personnes avec qui l'on se sent en confiance. Parfois, le fait de dire « je me sens énervé » plutôt que « tu m'énerves » peut faire toute la différence… et ainsi inciter l'autre à nous réconforter plutôt qu'à se justifier !

2 – Dédramatiser : Ce à quoi l'on résiste, persiste

Notre système nerveux réagit au stress de la même façon qu'à l'époque de la préhistoire, c'est-à-dire que nous réagissons sous le coup du stress comme un homme des cavernes en chasse en proie à des bêtes sauvages : on s'affole comme si notre survie en dépendait. D'où l'importance de « relativiser les choses », en se demandant, chaque fois qu'un imprévu se présente : « Vais-je en mourir ? ». Juste le fait de prendre conscience que notre vie n'est pas en danger permet de faire diminuer la tension qui, au lieu de persister, s'évanouira instantanément.

3 – S'enraciner : Ce que l'on fuit, nous poursuit

Plus nous sommes préoccupés, plus notre énergie vitale se concentre dans la sphère mentale, d'où l'impression de ne plus savoir « où donner de la tête ». Au lieu de fuir la réalité en consommant de l'alcool, du Facebook ou des jeux vidéo, pourquoi ne pas choisir plutôt de « redescendre sur terre » ? Pour cela, il suffit de se recentrer en adoptant une solide position d'ancrage et en prenant trois bonnes respirations profondes. L'essayer, c'est l'adopter !

4 – Lâcher prise : Ce qui nous affecte, nous infecte

Lâcher prise, ce n'est pas abandonner la partie ou jeter la serviette ; c'est considérer que d'autres avenues pourraient se présenter à nous si nous nous permettions de ne pas « prendre ça personnellement », en nous accordant un temps de recul pour laisser « redescendre la poussière » et y voir plus clair. Chaque fois que nous croyons que nous n'avons pas le choix, nous ne faisons en réalité que retenir un seul choix parmi toutes les possibilités disponibles.

5 – Se responsabiliser : Ce à quoi l'on fait face, s'efface

Se sentir coupable (*coup-able*), signifie avoir une certaine « habilité à s'attirer des coups », tandis qu'être responsable (*response-able*), c'est plutôt focaliser notre attention sur notre « habilité à trouver des réponses ». Et si notre bonheur et notre réussite ne dépendaient pas de nos efforts assidus, mais plutôt de notre attitude face à l'adversité ? Se pourrait-il que, lorsque nous sentons que nous avons suffisamment « fait nos preuves », la vie cesse de nous envoyer des épreuves ? D'où l'importance de se « regarder en face », en faisant peser dans la balance nos forces – bien plus tangibles en réalité que nos faiblesses.

6 – S'unifier : Ce que l'on visualise, se matérialise

Lorsque nous aspirons à concrétiser un rêve ou un projet, nous sommes souvent déchirés entre la partie de nous qui a confiance en notre réussite et celle qui, au contraire, considère toutes les fois où nous avons échoué auparavant. Cette dualité intérieure disperse notre énergie créatrice et mine notre concentration. D'où l'importance de nous unifier en prenant conscience que peu importe ce que nous avons subi dans notre vie, cela n'a en rien « entaché » l'être fantastique et plein de ressources que nous sommes en vérité. Et si le fait de visualiser le meilleur à l'intérieur de nous-mêmes nous permettait de le faire advenir à l'extérieur ?

« Vous acquérez de la force, du courage et de la confiance, dans chaque expérience où vous cessez de fixer votre regard sur la peur. » -
Eleanor Roosevelt

7 – Rayonner : Ce que l'on bénit, nous ravit

Prenant pour acquis que les crises et les difficultés rencontrées ne nous affectent en réalité que parce que nous doutons de notre capacité à les surmonter, peut-être qu'au lieu de nous empresser à chercher à régler chaque problème qui se présente, il serait préférable d'envisager la situation pour ce qu'elle est réellement : une opportunité en or de faire émerger notre potentiel intérieur illimité ! Ainsi, plutôt que de pester contre tous les petits désagréments de la vie, pourquoi ne pas nous appliquer à anticiper le merveilleux cadeau que nous allons en tirer, en développant de nouveaux talents qui, jusqu'à maintenant, sommeillaient en nous ?

« Si vous avez l'impression que vous êtes trop petit pour pouvoir changer quelque chose, essayez donc de dormir avec un moustique et vous verrez lequel des deux empêche l'autre de dormir. » - Dalaï-Lama

Visualisez ce qui vous intéresse plutôt ce qui vous déprime. Pensez par exemple à ce que va vous apporter votre carrière, votre développement personnel, à ce que vous voulez devenir dans 5-10-20 ans… Certains regardent le journal télé et ses nouvelles catastrophiques chaque soir, d'autres préfèrent mettre en place des actions en ligne avec leurs inspirations. Pour ma part, le journal de 20h des adultes a le même impact qu'un film d'horreur sur un adolescent.

L'unique personne qui peut vous qualifier, c'est vous-même, pas les autres. Arrêtez de croire qu'il faut ramer pour être parfait : nous n'avons en réalité pas à travailler fort sur nous-mêmes, mais seulement à accueillir toute la belle lumière qui ne demande qu'à émerger et à briller de mille feux.

« *On ne devient pas bon en essayant d'être bon mais en trouvant la bonté qui est déjà à l'intérieur de nous.* » - Eckhart Tolle

En définitive, peu importe la partie que vous souhaitez privilégier, la guérison s'installera toujours de l'intérieur vers l'extérieur et non l'inverse. Elle s'opérera dans notre corps et notre cœur avant de rayonner sur notre vie et sur celle de tous ceux qui nous entourent. Et si, pour rêver grand, il fallait d'abord s'éveiller à notre vraie nature, libéré de toutes nos croyances limitantes ? Prendre soin de soi et retrouver l'équilibre dans toutes les dimensions de son être pour mieux rayonner harmonieusement dans toutes les sphères de sa vie…

« *Le plus grand bien que nous puissions faire aux autres n'est pas de leur communiquer notre richesse, mais de leur révéler la leur.* » - Louis Lavelle

Rayonner, c'est aussi focaliser sur le savoir-être (leadership de soi) plutôt que sur le savoir-faire. C'est ce que j'ai tâché d'enseigner à mes équipes mais aussi à mes enfants. Avant de penser à entreprendre, diriger, manager, réussir, ne serait-il pas nécessaire d'apprendre à se manager soi-même ?

Je suis pour un leadership de la bienveillance, pour soi-même comme pour les autres, et je suis persuadé que c'est le seul type de leadership viable sur la durée.

Qu'est-ce qu'un *leadership de la bienveillance* ? C'est ce que nous allons voir dans le prochain chapitre.

CHAPITRE 6

Le leadership
de la bienveillance

Face au contexte actuel au moment où j'écris ce livre (à savoir en mars 2020 en pleine crise du Covid-19), l'une des questions qui m'interpelle également est celle posée par Bernadette Lecerf-Thomas[10] dans son livre « *Activer les Talents avec les Neurosciences* » concernant cette transformation que nous sommes en train de vivre : « *vivons-nous une révolution ou une évolution ? Au niveau global, c'est l'histoire qui nous le dira mais il est évident que nous sommes à une époque charnière. Au niveau individuel, il n'y a pas une même réponse pour tous. Selon le contexte où il se trouve, son état d'esprit, son histoire, le leader actuel va vivre une révolution ou des évolutions progressives. Pour les leaders conservateurs, c'est une catastrophe qui va les détruire ; pour les progressistes, c'est une opportunité qui s'offre à eux. Ce qui est ressenti vaut pour vérité et il va de soi que ceux qui sont dans la posture de vivre positivement les changements seront plus à l'aise pour traverser les évolutions à venir.*

Cette réalité va-t-elle rendre les humains plus solidaires ? Nous n'en sommes pas là mais un mouvement est en marche » et je souhaite l'incarner. Le futur ne devra pas ressembler au passé. Je peux concevoir que dans la disruption fait peur ; chacun d'entre nous se demande quelle sera sa place dans les prochaines années alors que tous les fondements de nos sociétés sont remis en cause pour laisser émerger un nouveau monde.

"S'attendre à l'inattendu est la marque d'un esprit moderne" – Oscar Wilde

---

[10] Activer les Talents avec les Neurosciences – du Talent Individuel à l'intelligence collectif (2015, Edition Pearson)

L'esprit du leader entretient avec le changement une relation paradoxale : par bien des aspects, nous aimons l'idée et le concept de changement, et parfois nous y aspirons. Mais cela n'empêche pas que sa mise en œuvre concrète génère souvent en nous des réticences, hésitations, voire des peurs ou des aversions intenses et quelquefois illogiques. Pour pouvoir les vivre sereinement, il va falloir de la créativité, de l'intuition, de la témérité et de nouvelles facultés. Au niveau de l'entreprise, la question qui se posait déjà pour tout dirigeant avant cette crise et qu'elle ne fait que souligner est : Quel management instaurer dans un monde où l'entreprise est en perte de repères ?

Quel leadership mettre en place pour redonner du sens au travail et réconcilier l'individu et l'organisation ? Le leadership axé sur la compétition a montré ses limites ; comment le réinventer ? Je pense qu'il va falloir développer une nouvelle forme de management, à savoir un management humain fondé sur la bienveillance. Il est grand temps de redonner à la gestion des ressources humaines son sens et sa raison d'être et à ceux qui sont en charge de valoriser ces ressources, en l'occurrence les managers, la compréhension de leur mission et de leurs responsabilités. Comment amorcer cette transformation ? Regard sur la nécessité et les rouages d'un leadership nouveau : un leadership humain.

Un appel au changement

Au début des années 2020, le travail n'est plus organisé comme il l'était au 19ème siècle. On n'est plus dans une unité de lieu, de temps et d'action : « *je vais au bureau* » atteste rarement d'un lieu de travail unique, d'un horaire établi et d'une activité durablement définie.

L'organisation du travail ne peut plus être qualifiée de « bureaucratique » au sens wébérien. Le management et les modèles de compétence, de gestion des talents, de monitoring qui se sont développés dans les années 1980-2000 ne répondent plus forcément aux défis de notre époque. Pourtant, dans notre management et notre enseignement, on continue à faire référence à la *pyramide des besoins de Maslow*, aux *théories X et Y de Mc Gregor*, au *schéma de Porter et de Lawler*... Il faudrait remettre les choses dans leur contexte : chaque époque génère les théories dont elle a besoin pour remédier aux difficultés qu'elle rencontre.

Au cours des dernières années et déjà bien avant le bouleversement du Covid-19, une gigantesque crise humaine s'est peu à peu installée dans le milieu du travail. Burn out mais aussi fatigue, découragement, déprime, démotivation sévissent de plus en plus dans les bureaux. Les employés comme les managers comme les chefs d'entreprise comme les entrepreneurs s'essoufflent sous le coup de l'accélération voire de la triple accélération : accélération technologique, accélération du changement social, accélération des rythmes de vie qui érodent les repères et amenuisent le sentiment d'appartenance à la société. On parle de la souffrance des employés sur-exploités, déconsidérés, sous-payés... On parle moins de la souffrance des managers pourtant bien réelle et profonde. Une souffrance silencieuse car les managers ont pour rôle de créer l'unité, de coordonner, de transmettre de l'énergie et ne peuvent se permettre de manifester un quelconque mal-être s'ils veulent honorer leur mission. Cette souffrance au travail généralisée a pour cause la perte de sens. Les travailleurs, quels que soient leur mission et leur statut, se questionnent pour la plupart sur les compétences qu'ils peuvent et veulent mobiliser, sur la finalité de leur travail, sur leur sentiment de réalisation. Où est leur place dans un monde qui mise tout sur la concurrence ? S'épanouissent-ils et se révèlent-ils vraiment dans ce qu'ils font ? Les tâches qu'ils exécutent au quotidien font-elles sens ? Les attentes que nous avons par rapport à notre travail et à la place que celui-ci occupe dans notre existence ont elles aussi évolué considérablement. La bonne nouvelle, c'est que, grâce à la plasticité de notre cerveau, nous avons la capacité d'évoluer et de nous adapter.

La révolution digitale qui touche depuis quelques années toutes les entreprises, petites et grandes, avec un impact déterminant sur les structures et les processus conduise à repenser la conception même du travail. À l'ère des transformations digitales, le leadership se voit, lui aussi, transformé.

Aujourd'hui, avec la nouvelle génération digitale native et avec la volonté pour les entreprises d'être plus agiles, l'expression du leadership est complètement transformée : le droit à l'erreur remplace peu à peu la peur de l'échec, le management se fait plus agile et les *soft skills* tels que la créativité, la curiosité et la bienveillance sont largement valorisées. Pour ma part, la révolution digitale est sans aucun doute une révolution culturelle, comportementale.

Le rôle du manager s'en voit alors profondément modifié. Ce dernier ne se définit plus par sa capacité à détenir l'information, par son expertise ou encore la taille de son bureau ; mais plutôt par le fait d'être une source d'information pertinente pour ses collaborateurs, de mener ses équipes pour fabriquer de l'expertise collective et de les inviter à toujours essayer.

Afin de prospérer dans un tel contexte de transformation, les leaders de ces entreprises se doivent d'apporter de nouvelles perspectives et réflexions tout en insufflant de nouvelles idées ainsi qu'une énergie différente. Ils doivent en outre être de fins managers et leaders, tels des chefs d'orchestre aussi compétents qu'aguerris.

"L'innovation systématique requiert la volonté de considérer le changement comme une opportunité." – Peter Drucker

Sous l'effet de ces mutations du monde du travail telles que la complexité grandissante des tâches, la réduction des temps de repos, l'individualisation du travail ou encore la généralisation du télétravail pendant cette période de confinement, la considération des risques psychosociaux en entreprise est devenue incontournable. En gardant comme réalité principale que l'homme est un des acteurs majeurs de la génération de valeur pour l'entreprise, la question de sa performance reste un enjeu pour l'organisation.

En effet, un pari gagnant/gagnant est à relever, si l'entreprise arrive à y répondre, en réinventant notamment ses pratiques managériales.

Celle-ci oblige les leaders à se préoccuper du bien-être de leurs collaborateurs et à prendre en compte la notion de besoins humains. N'oublions pas qu'un collaborateur investit et en bonne santé physique et psychologique, est plus productif qu'un professionnel fragilisé (j'en ai fait l'expérience personnelle comme vous avez pu en attester dans les chapitres précédents). Si vous doutez encore de la gravité des risques psychosociaux dans l'entreprise, la connaissance du fonctionnement de notre cerveau et ces possibles conséquences néfastes que j'ai déjà évoquées, devraient vous inciter à plus de vigilance, notamment sur nos propres limites. Il est grand temps pour les leaders de comprendre ce qu'ils font et d'avoir une représentation des conséquences de leurs actions. Les neurosciences dites cognitives et affectives, que j'ai eu l'occasion d'étudier avec l'Institut de Neuro-Leadership de Londres, permettent d'avoir du recul par rapport à nos choix managériaux et leur impact. Je dirais même que la connaissance des neurosciences peut permettre aux leaders de mieux prendre soin des autres… et d'eux-mêmes.

"Face au monde qui change, il vaut mieux penser le changement que changer le pansement." – Francis Blanche

Slow down !

Au cours de mes 18 années passées à diriger des équipes, j'ai remarqué que tout va de plus en plus vite. En devenant la norme, le changement (ou disruption) nous pousse à chercher de nouveaux moyens de nous adapter à un monde mouvant de plus en plus complexe et rapide. Peut-être qu'avant toute chose, nous devrions songer à ralentir dans un environnement où l'on a tendance à presser les salariés comme des citrons. Ralentir ne sonnant pas très « business friendly » je vous l'accorde, disons plutôt : cesser de *tout* traiter comme des urgences *vitales*. Force est en effet de constater que d'un point de vue macroéconomique, la gestion des crises économiques et sociales récentes (subprimes, gilets jaunes, retraites…) ont placé l'immédiateté et la vitesse au cœur de nos existences (la crise du Covid-19 est un phénomène à part, j'en parlerai plus tard). Combien de sommets de la dernière chance, de réunions ministérielles et d'institutions internationales soldées par des accords en pleine nuit, en toute dernière minute ? Concernant les entreprises, celles dont on entend le plus parler aujourd'hui sont celles qui visent à réduire perpétuellement le temps d'attente et à satisfaire pleinement notre désir d'immédiateté. Amazon, Uber, Deliveroo... Toujours plus vite ! « *Anything. Anywhere. Anytime* » : voilà la promesse d'Amazon. « *Tout, partout, tout le temps* ». Ce n'est plus le gros qui mange le petit mais le rapide qui mange le lent.

« *La vitesse est la forme d'extase dont la révolution technologique a fait cadeau à l'homme.* » - Milan Kundera

Au sein même de l'entreprise, la vitesse exerce une influence importante. La réactivité importe autant que l'activité. Un mail en chasse un autre, une urgence en évince une autre. Les expressions communes comme «

ASAP » (= as soon as possible), «*je reviens vers vous très vite* » ou « *c'est pour hier* » lorsqu'on s'enquiert d'un délai, ne sont pas anodines. Elles traduisent bien une forme de pression de l'immédiat. Un leadership de la bienveillance veillerait à *prioriser* et non à *tout* « urgentiser ». Oui, il y a des urgences mais l'important reste de faire *au mieux* et de s'organiser de la manière la plus efficace sans imposer insomnies et stress disproportionné à ses collaborateurs.

« Il faut savoir prendre son temps, si l'on ne veut pas le perdre à recommencer. » - Hanluo Taihan

Mes capacités en tant que leader ne cessent de se développer à mesure que j'avance professionnellement. Au début de ma carrière, je me focalisais sur les objectifs à atteindre, j'étais impatient d'obtenir des résultats, de mener à bien des missions. Maintenant, je mise sur l'épanouissement personnel plutôt que de simplement cocher des cases sur une liste.

Un leadership humain

À force de vouloir aller toujours plus vite, on déshumanise les travailleurs. On les traite comme des machines en leur faisant pâtir de la violence des forces économiques et financières actuelles et en oubliant qu'il s'agit d'êtres humains avec leurs propres limites et besoins. Pour moi, il est primordial d'accorder une *vraie* considération à chacun des collaborateurs de son équipe.

Cela passe par certains comportements aussi simples qu'essentiels :

- Saluer chaque collaborateur dans les yeux
- Prendre des nouvelles d'un collaborateur malade
- Exposer votre collaborateur au management afin de présenter les clés de succès d'un projet
- Exprimer un « merci » sincère et authentique lorsqu'un de vos collaborateurs a réalisé un projet majeur pour le bon fonctionnement du département, ou de l'entreprise
- Connaître les membres de votre équipe en dehors du travail (famille, hobbies…)
- Célébrer les succès de manière collective avec un cérémonial spécifique (pour ma part, chaque fois que nous atteignions notre objectif opérationnel mensuel, j'achetais un gâteau au chocolat pour l'ensemble de l'équipe ; chaque moment était pris en photo et exposé : une sorte de « wall of fame »)

Il me semble par ailleurs important de valoriser les réalisations des uns et des autres en soulignant leur impact positif sur le fonctionnement du département, mais aussi les valeurs qui ont été apprises lors du chemin parcouru ensemble.

Une des valeurs-clés d'un leadership humain est, à mon sens, l'empathie. Celle-ci favorise la motivation et la communication au sein de l'organisation. Au contraire, le manque d'empathie envers vos équipes peut créer de la frustration qui peut générer à son tour de l'apathie, de la démotivation, du stress et entraîner un contre-pouvoir à la performance. L'ambiance de travail s'en ressent et les risques de résistance au changement ou aux efforts nécessaires pour l'atteinte de certains objectifs sont plus grands. L'empathie est un levier de performance et de bien-être nécessaire, d'autant plus que chaque collaborateur nous observe au quotidien dans notre position de « rôle modèle ». Pour ma part, lors des meetings « 1:1 » que j'organisais auprès de mes collaborateurs, je mesurais régulièrement le ressenti que ces derniers avaient par rapport à mes actions et ma manière de communiquer. Cela me permettait de m'améliorer et de m'adapter constamment afin d'être plus proche de mes équipes.

« Se réunir est un début ; rester ensemble est un progrès ; travailler ensemble est la réussite. » - Henry Ford

Du point de vue des neurosciences, l'empathie est liée à la présence des neurones miroirs dont le rôle est de nous permettre d'être plus réceptif aux actes d'autrui. Ce sont eux qui nous aident à percevoir les émotions des autres et à comprendre, voire anticiper, leurs comportements. Ils sont d'ailleurs surnommés les *neurones de l'empathie*. Si on leur attribue l'étiquette de miroir, c'est parce que nous ne ressentons les émotions des autres qu'à partir du moment où nous sommes capables de les détecter chez nous. Pour cela, trois conditions sont nécessaires :

- Nous ne pouvons reconnaître une émotion que si nous l'avons déjà éprouvée ;

- Nous ne pouvons reconnaître une émotion que si nous sommes concernés par la perception de cette émotion ;

- Nous ne pouvons reconnaître une émotion que si nous veillons à ne pas nous tromper sur le sens qu'elle a pour l'autre. En effet, les neurones miroirs n'interprètent pas ; ils enrichissent notre perception mais nous laissent le soin de donner du sens à nos impressions.

Attention : qui dit leadership humain axé que l'écoute et l'empathie ne dit pas management de bisounours dans un monde idéal et naïf. Le leader humain n'est pas un vendeur de rêve qui refuse de gérer les conflits. C'est un leader soucieux des rapports humains au sein de son département qui considère chacun de ses collaborateurs comme une personne humaine digne de respect et non comme une ressource que l'on rémunère et à qui l'on peut faire des promesses vaines.

Il organise le travail en veillant à offrir à chacun la reconnaissance méritée. On pourrait dire, pour faire un clin d'œil à nos amis stoïciens, que le leader humain incarne le rôle d'assurer la « vie bonne » à son organisation et ses collaborateurs. Cela ne se fait pas sans effort. Bienveillance et humanisme sont des attitudes exigeantes et courageuses. Veiller à l'intégration de tous dans une communauté professionnelle demande de l'énergie, l'idée étant d'instaurer un leadership de proximité centré sur son équipe et chacune des personnes qui la composent. Cela passe par la co-définition de règles d'organisation et de cohésion au sein du département, par la réalisation d'entretiens individuels réguliers, par la mise en place d'une animation adaptée et d'une communication fluide. Il faudra veiller également à ce que les attentes des collaborateurs soient autant prises en compte que celles d'autres parties prenantes au sein de l'organisation.

Le pôle des Ressources Humaines aura un rôle crucial dans le développement des compétences du leader humain ainsi que dans la description de poste de ce dernier. Les missions, responsabilités et activités liées à son leadership de la bienveillance devront être intégrées à son temps de travail et aux objectifs au regard desquels il est évalué et apprécié. Le département RH devra par ailleurs lui aussi contribuer à la valorisation de chacun des collaborateurs au travail au regard des résultats atteints, de l'effort accompli et des compétences mobilisées. L'appréciation du travail sera envisagée comme un processus humain et non plus juste comme un outil de gestion.

Un leadership juste

J'ai toujours veillé à être le plus juste possible, y compris dans les décisions à prendre. Cette vigilance est nécessaire à la cohésion des équipes et surtout au bon fonctionnement de l'organisation. Comme l'a écrit Adams dans la Théorie de l'équité (s'inspirant de la théorie de Festinger sur la dissonance de 1957), le travailleur compare en permanence ses conditions de travail (salaire, avantages, charge de travail, reconnaissance, fierté…) avec celles des autres. Cette comparaison peut aboutir à une dissonance, un sentiment de non-équité, voire de sous-équité, ce qui peut être source de tension et pousser votre collaborateur à agir pour établir l'équilibre ou la « justice » au sein de l'organisation.

Cela peut passer par :

- Une démotivation : absentéisme, limitation des efforts…

- Une recherche d'accroissement des revenus : demande d'augmentation, de primes, d'avantages supplémentaires…

- Une action néfaste sur un salarié avec un ratio supérieur : « sabotage » du travail, non-transmission d'informations, non-coopération...

La justice au sein d'un département est un élément nécessaire pour un bon fonctionnement de votre organisation. En cas d'injustice, il sera compliqué de maintenir une organisation motivée, engagée pour atteindre les objectifs fixés. Être juste envers les autres et aussi soi-même permet de trouver la voie de la sérénité et d'établir un puissant levier de motivation intrinsèque.

« L'homme supérieur est celui qui a une bienveillance égale pour tous et qui est sans égoïsme et sans partialité » - Confucius

Nous devons contribuer à construire une éthique qui permette aux membres d'une communauté d'être reconnus comme tels et de vivre ensemble. Celle-ci doit s'appuyer sur des conventions d'ordre collectif et affirmer une sorte de jugement moral sur ce qui est *bon* et *juste*. Il s'agit d'inverser un peu les rôles : n'attendez pas des autres qu'ils soient bienveillants, mais soyez certains que l'on attend de vous que vous le soyez. Le manager a vertu d'exemplarité, il doit prôner la confiance et le respect mutuels. Il s'agit de poser la bienveillance comme une posture civique contre un leadership sans âme. N'oublions pas que, étymologiquement, manager, c'est « tenir en main ». Le manager est là pour orienter, guider, encourager, coacher, stimuler, pas pour épuiser et décourager ! Prônons un management humain vs un management déshumanisant. Un leadership de la bienveillance vs un leadership de la concurrence.

« Nous finissons toujours par être récompensés pour notre bonne volonté, notre patience, notre équité, notre tendresse envers l'étrangeté du fait que l'étrangeté peu

à peu se dévoile et vient s'offrir à nous tant que nouvelle et indicible beauté : C'est là sa gratitude pour notre hospitalité. Qui s'aime soi-même n'y sera parvenu que par cette voie : il n'est en point d'autre. L'amour aussi doit s'apprendre. » - Friedrich Nietzsche

Un leadership clair et cohérent

Pour que vos collaborateurs aient un travail riche de sens, ils doivent en voir un dans la stratégie de votre entreprise - une stratégie qui doit en outre être visible de tous.

En tant que leader ou dirigeant, vous avez la responsabilité de prendre le temps d'expliquer le contexte et les enjeux à vos équipes de direction, qui auront la responsabilité de cascader une information compréhensible et adaptée auprès des autres collaborateurs. Cette démarche s'inscrit dans l'adhésion de vos collaborateurs au projet collectif.

Ne négligez pas le management intermédiaire dans ce process car il représente un maillon essentiel dans le partage du sens auprès des équipes opérationnelles qui sont en contact avec la réalité du quotidien. Chaque manager devrait se poser ces deux questions au moins une fois par semaine :

- Mes collaborateurs ont-ils conscience de l'utilité de leur travail, de leur contribution à la vie du département, de l'entreprise ?

- Combien de fois ai-je aidé mes collaborateurs à mieux percevoir le sens de leur mission contribuant au projet collectif ?

Vous le verrez, lorsque vos équipes prennent conscience qu'ils progressent, qu'ils se dépassent, qu'ils sont utiles, un sentiment de satisfaction et d'utilité émerge en eux.
Celui-ci est source de motivation et suscite le désir puissant de continuer à progresser. Instaurer le désir doit être l'objectif de tous au sein de l'organisation, et ce depuis le sommet de l'entreprise.
C'est pourquoi, en tant que dirigeant ou leader d'équipes, il est bon d'être exigeant vis-à-vis de ses collaborateurs.
C'est ainsi que vous maintiendrez le niveau de leur désir au plus haut. Cette condition est indispensable pour obtenir des résultats notables et durables.

« Le désir est l'essence de l'Homme. » - Spinoza

Un leadership basé sur le respect

Nous faisons aujourd'hui le constat des conséquences d'un management désincarné, d'une gestion perçue comme manquant d'humanité, d'un travail qui ne fait plus sens parce qu'il s'inscrit dans un rapport essentiellement instrumental. Si d'une manière générale les employés ont besoin de donner du sens (ou plus de sens) à leurs actions, ils ont un autre besoin prioritaire : être respecté par ceux qui les managent, justement parce qu'ils ne sont pas des choses ou de simples ressources.

Nombreux sont ceux qui revendiquent le droit d'exister dans l'entreprise, en tant que sujets et dans leur rapport aux autres, qu'ils soient collègues, managers ou leaders. Souvent, l'épuisement et le désarroi des employés viennent d'abord du sentiment de ne pas voir son travail reconnu, alors même qu'ils s'efforcent chaque jour de fournir un travail bien fait. Ils viennent ensuite de l'incapacité à construire des communautés de travail au sein desquelles le respect et la reconnaissance ont leur place et font partie intégrante des échanges humains. Le rôle du leader humain, c'est de les faire exister dans l'enceinte du travail. Respect et reconnaissance ne constituent pas seulement un facteur- clé dans la constitution d'une identité professionnelle et d'une identité au travail, elle constitue la personne humaine.

Axel Honneth, philosophe et sociologue allemand, présente à travers son modèle d'une « lutte pour la reconnaissance » une société dont l'environnement social, culturel ou politique permettrait aux individus de développer une identité autonome ou une relation positive à soi-même. Une société dans laquelle chacun pourrait devenir ce qu'il souhaite être sans avoir à passer par l'expérience douloureuse de mépris ou de déni de reconnaissance. S'il me fallait résumer en une phrase son projet philosophique, je dirais qu'il consiste à réfléchir aux contours que devrait prendre une société pour assurer à ses membres les conditions d'une « vie bonne ». Il part ainsi du constat qu'il existe dans nos sociétés des déficiences découlant moins d'une violation des principes de justice que d'une atteinte concrète aux conditions de l'autoréalisation individuelle.

À l'heure de la mondialisation, l'évolution prise par le capitalisme s'oriente de fait dans une direction où les conditions du respect et de l'estime de soi risquent d'être considérablement meurtries, que ce soit à travers les tendances à la marchandisation, à la destruction des relations privées ou à travers les exigences de performance qui pèsent sur chacun. Selon Axel Honneth, la réalisation de soi comme personne ne dépend très étroitement que d'une reconnaissance mutuelle. Il distingue trois sphères de reconnaissance auxquelles correspondent trois types de relations à soi. La première est la sphère de l'amour qui touche aux liens affectifs unissant une personne à un groupe restreint. Seule la solidité et la réciprocité de ces liens confèrent à l'individu cette confiance en soi sans laquelle il ne pourra participer avec assurance à la vie publique. La deuxième sphère est la considération et le respect : c'est parce qu'un individu est reconnu comme un sujet universel, porteur de droits et de devoirs, qu'il peut comprendre ses actes comme une manifestation – respectée par tous – de sa propre autonomie. En cela, la reconnaissance juridique se montre indispensable à l'acquisition du respect de soi. Mais ce n'est pas tout. Pour parvenir à établir une relation ininterrompue avec eux-mêmes, les humains doivent encore jouir d'une considération sociale leur permettant de se rapporter positivement à leurs qualités particulières, à leurs capacités concrètes ou à certaines valeurs dérivant de leur identité culturelle. Cette troisième sphère – celle de l'estime sociale et la reconnaissance de l'utilité de chacun – est indispensable à l'acquisition de l'estime de soi, ce qu'on appelle le « sentiment de sa propre valeur ». Si l'une de ces trois formes de reconnaissance fait défaut, l'offense sera vécue comme une atteinte menaçant de ruiner l'identité de l'individu tout entier, que cette atteinte porte sur son intégrité physique, juridique ou morale. Reste à savoir quelle forme doit prendre une culture morale et politique soucieuse de conférer aux méprisés et aux exclus la force individuelle d'articuler leurs expériences dans l'espace démocratique au lieu de les mettre en actes dans le cadre de contre-cultures violentes. Une des questions qui se posent aujourd'hui est : « Comment exister dans une communauté en étant soi ? ». Ce à quoi Honneth répond : *« En accédant aux conditions de la confiance en soi, du respect de soi et de l'estime de soi »*.

Un leadership valorisant

Confiance en soi, respect de soi, estime de soi : ces trois piliers indispensables à la construction d'une identité sont possibles grâce, entre autres, à la reconnaissance. Celle-ci possède en effet une vertu existentielle pour l'être humain : elle structure la confiance en soi et ce dès notre plus jeune âge. Être reconnu, c'est se sentir exister. Tout au long de notre vie, ce besoin reste présent, y compris au niveau professionnel. D'un point de vue physiologique, quand une personne reçoit des informations valorisantes pour elle, elle ressent aussitôt une satisfaction psychologique via le circuit neurologique de la récompense. L'activation de ce circuit dans notre cerveau est à la base de nos motivations. Un noyau appelé l'*accumbens* joue un rôle important dans ce dispositif. Le sentiment de reconnaissance active également un circuit qui a la particularité de stimuler notre production de dopamine. Une façon saine d'être dopé ! L'importance de la dopamine pour les systèmes de récompense ne fait plus débat ; aujourd'hui certains chercheurs s'intéressent aussi à l'ocytocine, qualifiée d'hormone de la confiance. Un leader ou collaborateur produit de l'ocytocine quand il se sent en confiance et quand il ressent le lien aux autres. Sous cette influence, nous devenons plus généreux, plus attentifs aux besoins des autres, plus enclins à reconnaître la valeur de nos liens. L'ocytocine a un effet vertueux : la confiance entraîne la confiance ; il est donc important en tant que Leader d'être attentif à cette ressource.

Que dire des systèmes de récompense ?

Le système de récompense dit de renforcement est un système fonctionnel fondamental situé principalement dans le cerveau limbique. Plusieurs régions cérébrales sont reliées sont reliées par ce que l'on appelle le faisceau de la récompense ou du plaisir: À l'arrivée d'un signal annonçant une récompense, donc après traitement sensoriel par le cortex préfrontal (situé à l'avant de notre cerveau), l'activité d'une région particulière, l'aire tegmentale ventrale (ATV), se trouve augmentée.
Celle-ci libère alors de la dopamine dans le noyau accumbens mais aussi dans l'amygdale et le cortex préfrontal.
Le noyau accumbens intervient alors dans notre activation motrice et le cortex préfrontal dans la focalisation de notre attention.

Le système de récompense est constitué par 3 composantes :

- Au niveau affectif : il correspond au plaisir suscité par les récompenses ou au déplaisir provoqué par les « punitions ».

- Au niveau motivationnel : il correspond à la motivation suscitée par la promesse de récompense ou à éviter la punition.
- Au niveau cognitif : il correspond aux comportements d'adaptation correspondant aux apprentissages généralement réalisés par conditionnement.

Il est nécessaire de donner des signes de reconnaissance précis et positifs. Que ceux-ci soient conditionnels positifs (centré sur ce que la personne fait, sa production) ou inconditionnels positifs (centré sur la personne, ce qu'elle est), ces signes de reconnaissance constituent un bon début pour commencer à induire du positif et du changement dans une dynamique d'équipe. Le changement ne se décrète pas, il s'accompagne.

Les bienfaits de la reconnaissance

Manifester de la gratitude à ses collaborateurs, notamment via des feedback réguliers et positifs a de nombreux intérêts, d'une part sur le plan du bien-être général, d'autre part pour la réussite de vos équipes.

Pour ma part, je tiens un journal de la gratitude, approche que j'ai appris d'un de mes managers. J'écris ainsi chaque semaine les évènements qui ont généré en moi un sentiment de reconnaissance. Écrire permet de rendre plus concrets et visuels les bons côtés de notre existence et de s'en imprégner.

Par ailleurs, je me demande régulièrement :

- Ai-je exprimé de la gratitude à mes collaborateurs cette semaine ? Si oui, sous quelle forme ? Ai-je adressé un merci authentique pour un travail majeur dans l'intérêt du département, ai-je célébré un succès collectif ?

 - S'il s'agit de collaborateurs avec lesquels je n'ai pas eu le temps d'échanger, ai-je rédigé un message de gratitude ? (Quoique je préconise toujours l'action verbale qui a plus de valeur à mes yeux)

Les encouragements sont souvent confondus avec les compliments. À mes yeux, ce sont deux choses distinctes. Les deux sont essentiels et doivent être exprimés dans des moments bien dissociés du management au quotidien.

Ainsi, si l'un de vos collaborateurs a réalisé un objectif ambitieux de manière remarquable, il est important de lui exprimer vos compliments. Si au contraire ce dernier est en difficulté dans la réalisation d'un projet, il est tout aussi important de l'encourager, voire même de l'accompagner.

« Lorsque deux forces sont jointes, leur efficacité est double. » - Isaac Newton

Les encouragements améliorent considérablement l'efficacité de votre collaborateur au sein de l'équipe. Grâce à eux, celui-ci prendra conscience de sa capacité à réaliser une tâche. Cela lui permettra de mieux raisonner et consolidera sa confiance en lui-même. Par ailleurs, le fait de développer en lui un sentiment d'auto-efficacité permettra de diminuer l'effet du stress sur lui.

Selon une étude publiée le 13 septembre 2011 dans *Proceedings of the National Academy of Sciences* (PNAS)[11], *« certaines ressources psychologiques comme l'optimisme, l'estime de soi et la confiance en soi peuvent influer sur l'expression de certains gènes. Par exemple, le sentiment d'auto-efficacité augmenterait l'expression du gène codant pour une protéine d'un récepteur à ocytocine (OXTR), rendant ainsi le récepteur à ocytocine plus actif, et favoriserait l'expression de cette hormone, qui améliore la créativité ».*

L'absence de reconnaissance est souvent éprouvée comme une forme d'injustice par l'employé. Cela l'amène à se dévaloriser socialement et à éprouver des expériences dépréciatives (mépris, humiliation). Le rôle du leader humain ne se limite pas à produire de la valeur économique et financière. Il lui revient aussi la mission de produire de la reconnaissance au travail. Reconnaître, considérer, complimenter et/ou encourager ses collaborateurs sont des actes essentiels non seulement pour leur bien-être mais aussi pour le déploiement de leur potentiel.

---

[11] Etude publiée par par Shelley E. Taylor, professeur de psychologie de l'Université de Californie à Los Angeles (UCLA), et ses collaborateurs Shimon Saphire-Bertein et Baldwin M. Way

Les clés d'un leadership bienveillant

Face à la pression des résultats, des deadlines et des objectifs à tenir, il n'est pas forcément facile de prôner la bienveillance vs la concurrence. Beaucoup de managers pourtant pleins de bonnes intentions finissent par céder aux diktats du « toujours plus / toujours plus vite » au détriment souvent du bien-être de leur équipe et de leur propre bien-être. Pourtant, qui dit bienveillance ne dit pas moins grande efficacité, bien au contraire. Il faut cesser d'opposer bienveillance et concurrence. Ce n'est pas pour rien que les deux termes riment : ils vont ensemble et non l'un contre l'autre.

Pour relever le défi d'être un leader de la bienveillance, il me semble nécessaire de passer par ces différentes étapes :

Se manager soi-même

Pour bien manager les autres, mieux vaut déjà savoir se manager soi-même. Cela passe par les comportements cités précédemment : prendre soin de son alimentation, de son sommeil, de son énergie, s'engager pleinement dans nos choix, identifier son *ikigai* et trouver/mettre du sens dans ce que l'on fait en ayant conscience de nos valeurs. Le leadership de soi passe par un savoir-être, pas seulement par un savoir-faire.

Cela passe aussi par une forme de connaissance, de soi et du monde : se connaître soi-même, connaître son environnement, reconnaître l'autre, connaître tout le chemin que j'ai parcouru et que je continue à parcourir...

Tout cela contribue à l'épanouissement de ma personne, en

tant que leader mais aussi en tant qu'homme, époux et père de famille.

Gérer nos gros dossiers intérieurs

Avant de gérer les gros dossiers de notre entreprise, peut-être faudrait-il songer à gérer nos gros dossiers intérieurs. Il s'agit de prendre conscience de nos propres souffrances et limites, de les accepter, de les apprivoiser et d'apprendre à vivre avec, sans les ignorer mais sans les laisser nous guider non plus. Pour cela, il ne faut pas hésiter à se faire aider.

Prendre en compte sa propre complexité et l'utiliser pour découvrir de nouveaux horizons, voilà la posture des gens que je pense de talent et qui m'ont fasciné lors de ma carrière, surtout quand ils s'inscrivent dans un lien constructif avec le monde qui les entoure.

Naviguer dans des environnements complexes exige que l'on soit dans un mouvement de même nature. Savoir apprendre des expériences vécues, déployer des atouts d'adaptation devant les transformations qui se présentent sont des dispositions qui stimulent le désir d'apprendre et de progresser.

Assurer notre communication

Notre communication interpersonnelle comme notre communication intrapersonnelle.

Communiquer avec empathie et bienveillance, non seulement avec les autres mais aussi avec nous-même : savoir s'écouter, se faire confiance, respecter ses limites et ses besoins.

Développer une communication positive : encourager, complimenter, valoriser, faire des feedbacks suivis à nos collaborateurs, et pourquoi pas aussi à nous-mêmes. La culture du feedback continu est selon moi une clé du management ; elle permet d'asseoir le sentiment de justice et d'aboutir à la norme de qualité espérée.

Notons bien qu'une communication positive ne se résume pas à exprimer des compliments et des encouragements. Elle consiste aussi à pouvoir dire les choses ouvertement, y compris les choses moins positives : un travail mal fait, une attitude inadaptée doivent être discutés et avoir les effets prévus par des règles prédéfinies. La communication positive se veut authentique et constructive. Elle se situe à équidistance entre la bienveillance et l'exigence.

Performer différemment

Penser en termes de *progression* plutôt que de *performance*. Intégrer la notion de *plaisir* et pas seulement d'*effort*. Donner du sens à nos missions, ne pas voir la performance comme une fin en soi mais comme un moyen de propulser un projet qui fait sens pour nous et notre équipe.

Il s'agit aussi de ne pas rester égocentré. Un jour, lorsque j'étais encore jeune manager, j'ai demandé à mon N+1 : « *Comment peut-on faire grandir une entreprise ?*» Sa réponse a été très simple : « *en faisant grandir chacun des membres de son équipe* ». Il m'a fallu du temps pour comprendre toute la portée de cette phrase. Peu à peu, je me suis appliqué à valoriser chacun de mes collaborateurs dans un contexte qui promeut la réussite avant tout.

Il est vain de vouloir grandir seul dans un environnement hyper-compétitif ; nous avons besoin les uns des autres. Diriger une équipe sans prendre en considération ceux qui la composent, sans chercher à comprendre qui ils sont, peut mener à la catastrophe.

Bien sûr, j'ai commis des erreurs au début de ma carrière ; et puis, j'ai découvert un proverbe africain qui m'a mis sur la bonne voie :

"Si tu veux aller vite, marche seul ; si tu veux aller loin, marchons ensemble." - Proverbe Africain

Plus vous êtes solide en tant que leader, plus votre équipe peut s'épanouir. Voici quelques axes afin de responsabiliser vos collaborateurs et de mieux performer ensemble :

- Les impliquer au niveau de la direction

 - Solliciter leur participation à la vision de l'entreprise

- Mettre en avant leurs points forts et les féliciter pour leurs réussites

- Les remercier afin qu'ils se sentent valorisés pour leur contribution

Je m'efforce d'appliquer ces préceptes quotidiennement avec mon équipe. Comme vous pouvez le constater, ils ne nécessitent aucune compétence particulière ni ne coûtent rien, et pourtant leur impact est très positif.

En tant que leaders, nous nous devons d'aider nos collaborateurs à s'améliorer chaque jour.

Les bénéfices pour l'entreprise dépendent de votre degré d'implication auprès de votre équipe.

N'oubliez pas : « *Moins vous plantez de graines, plus la récolte sera maigre* ». Surtout, ne perdez pas votre temps à calculer les bénéfices escomptés car vous serez parfois surpris. J'ai changé de perspective en tant que leader lorsque, au fil des années, j'ai commencé à percevoir la subtile différence entre *donner* et *aider*.

Se former

Continuer à développer ses connaissances, ses compétences, ses qualités, ses talents, ses dons. De multiples outils d'autoformation sont à notre portée, profitons des ressources illimitées à notre disposition pour progresser dans notre savoir !

Il faut juste être conscient qu'apprendre et progresser demande un investissement. Nombreux sont ceux qui croient qu'avec internet, Facebook et autres chats, ils vont tout savoir grâce à des brèves, des MOOCS et des informations sorties de leur contexte.

En vérité, le chemin du leader en plein apprentissage requiert une certaine discipline et de l'énergie.

Cela implique de développer sa curiosité mais aussi son humilité et son ouverture aux autres. En effet, pour être un leader humain, il est indispensable de savoir apprendre des autres, de communiquer avec les autres, de s'inspirer des autres et surtout de prendre conscience que nous devons changer.

Chaque rencontre, chaque interaction peut être porteuse de découvertes. La pertinence des retours structurés que vous partagent les membres de votre équipe, vos pairs, votre management direct ou vos partenaires d'affaires est une source abondante d'apprentissages et de possible(s) changement(s). Ce partage revêt selon moi, de deux dimensions essentielles. D'abord une dimension humaine à travers ce signe de reconnaissance et de respect entraînant une influence positive sur votre motivation et donc sur votre performance.

Cette reconnaissance est également un outil de régulation. Les uns et les autres doivent savoir s'ils avancent dans la bonne direction. Par ailleurs, plus nous travaillons en autonomie, moins nous avons de retours sur notre travail, donc plus nous avons besoin de ces retours. Cela rend les organisations plus efficaces.

Fixer ses prix

Quoi qu'il arrive, quelles que soient les épreuves que nous traversons, ne remettons jamais en cause notre valeur. C'est pour moi une règle d'or. Il m'arrive à ce sujet de raconter cette histoire lors de mes interventions avec mes équipes. Je sors un billet de 100€ de mon portefeuille que je brandis bien haut en posant la question :

Qui aimerait avoir ce billet ?

Il est amusant de voir les visages des participants. Beaucoup sont sceptiques et cherchent le piège, mais quelques mains se lèvent timidement.

J'ajoute alors : je donnerai ce billet de 100€ à l'un d'entre vous.

Mais avant Je vais quelque peu modifier son apparence…

Je chiffonne le billet démonstrativement avant d'enchaîner :

- Voulez-vous encore de ce billet ? Qui le voudrait encore ?

Bien entendu, les mains continuent à se lever.

- Bien ! Mais que se passera-t-il si je fais cela ?

Je jette alors le billet froissé par terre en sautant dessus à pieds joints.

Entrant vivement en contact avec mes semelles et le sol, le billet se salit considérablement.

- Qui veut encore ce billet, froissé, sale et décoloré ?

Évidemment, les mains continuent de se lever. Il est alors temps de tirer leçon de cette métaphore visuelle, le public étant prêt à entendre son interprétation inattendue :

- Vous venez d'apprendre inconsciemment une leçon... Quoi que je fasse avec ce billet, vous le voulez toujours. Pourquoi ? Simplement parce que sa valeur n'a pas changé, il vaut toujours 100€.

J'enchaîne alors :

Que pourrait signifier cette métaphore pour vous personnellement ?

Silence.

- Plusieurs fois dans votre vie vous serez froissés, rejetés, souillés par les gens, par la vie ou par des événements... Vous pourrez avoir l'impression que vous ne valez plus rien mais en réalité votre valeur n'aura pas changé aux yeux des gens qui vous aiment.

 Cela n'aura pas non plus changé vos compétences, vos talents, vos qualités, tout ce qui fait la beauté de votre personne.

Quelle que soit la douleur ou la blessure que vous ressentez, vous gardez votre valeur, comme ce billet de 100€ ; soyez-en convaincus !

La valeur d'une personne ne tient pas à ce que l'on a fait ou pas, ni à ce qu'elle a vécu, ni à ses « échecs » successifs.

On peut toujours décider de recommencer et chercher encore et encore à atteindre ses objectifs et ses rêves car quoiqu'il arrive, une chose est sûre : notre valeur profonde est toujours intacte. Souvenez-vous en !

Leadership en entreprise : ce que je retiens de mon expérience

Comme je l'ai indiqué plus haut, j'ai eu le privilège de travailler au sein d'entreprises diverses issues de secteurs différents (B2B et B2C), et donc d'être confronté à plusieurs styles de leadership (entreprises valorisant la réussite à tout prix en s'appuyant sur les indicateurs clé de performance, les fameux KPI, et entreprises valorisant d'abord la croissance en misant sur le développement personnel et professionnel). Dans chacune des entreprises que j'ai dirigées, j'ai recruté et formé mes collaborateurs dans un esprit de croissance de sorte qu'ils soient toujours prêts à relever les défis, à apprendre, à se développer. Je les ai aussi formés dans la conviction que le succès des uns fait celui des autres. Stimuler cet esprit de croissance requiert beaucoup de travail et d'énergie, surtout lorsque vous êtes amené à gérer des personnes de cultures différentes. Pourtant, bien qu'il ne soit pas toujours facile d'appliquer ces principes de management au quotidien, j'ai pu constater qu'ils finissaient toujours par porter leurs fruits.

Voici quelques clés pour vous aider à instaurer un environnement favorable à une croissance bienveillante – sachant que seule une croissance bienveillante peut vous assurer des lendemains prospères, j'en suis persuadé !

Avoir un haut niveau d'exigence

J'ai toujours visé l'excellence. Cela m'aide à grandir et à progresser ; je suis très exigeant envers moi-même. Il est important, en tant que leader, de viser haut dès le départ, avant que quelqu'un d'autre ne le fasse pour vous.

Vous ouvrez la voie, celle que votre équipe va suivre. Chaque jour, je me demande : « *Ai-je fait mon maximum ?* » Je m'applique à donner le meilleur de moi-même au quotidien, sans jamais, comme mes collaborateurs peuvent en témoigner, me reposer sur mes lauriers. Je veux pouvoir relever les défis de demain. J'attends de chacun de mes collaborateurs qu'ils aient envie d'évoluer personnellement et professionnellement, et que cet enthousiasme soit contagieux pour faire de chaque jour une conquête.

Être cohérent dans ses actes et ses paroles

En tant que leader, vous devez montrer l'exemple. Chacune de vos paroles, attitudes et actions seront analysées dans les moindres détails. Vos N-1 ne manqueront pas d'observer vos faits et gestes et de vous juger en conséquence. Plus vous agirez en cohérence, plus les objectifs que vous fixerez seront à la hauteur de l'exigence imposée par votre attitude. Votre constance fera votre réputation. Il est bien connu que les employés démissionnent à cause d'un mauvais manager, et non à cause d'une entreprise.

C'est un réel défi que d'être à la hauteur en toutes circonstances, mais dites-vous bien que si vous y parvenez vos efforts seront récompensés.

Mettre au défi plutôt que chercher le consensus

Ma carrière de jeune manager a pris un tournant important le jour où j'ai compris que je ne menais pas réellement mes équipes, tout occupé que j'étais à vouloir entretenir un climat où tout le monde se sentait à l'aise avant tout : je cherchais à éviter les conflits et les discussions houleuses, voulant à tout prix préserver une forme de consensus.

Au final, l'entreprise stagnait et j'en étais seul responsable. Une personne en particulier me fut d'une aide précieuse dans ma prise de conscience. Il s'agit de ma coach exécutive. Ses paroles résonnent encore en moi : « *Faites toujours la part des choses entre vos besoins et attentes, et ceux de l'entreprise.* » La vérité n'est pas toujours agréable à entendre, surtout quand on a pris l'habitude de penser à soi d'abord. Maintenant, lorsque je dois prendre une décision, je me pose systématiquement ces trois questions :

De quoi a besoin l'entreprise ?

De quoi a besoin mon équipe ?

De quoi ai-je besoin ?

Ce n'est pas un exercice simple à mettre en œuvre, il faut s'entraîner pour le maîtriser. En ce qui me concerne, cela a pris du temps, et j'en suis encore au stade de perfectionnement. En cheminant dans cette prise de conscience, je me suis davantage penché sur les attentes et besoins de mes collaborateurs. Je les ai impliqués dans la vision de l'entreprise, je les ai motivés et stimulés, je leur ai montré le chemin tout en attendant de l'engagement en retour. J'ai cessé de vouloir à tout prix obtenir un consensus. Les entreprises que je dirigeais alors dans un contexte de marché émergent se sont mises à prospérer. J'ai laissé ceux qui ne voulaient pas me suivre aller leur propre chemin sans m'épuiser à tenter de les retenir. Savoir s'adapter à un contexte en perpétuel mouvement est un atout de taille face à la concurrence, surtout en ce qui concerne les marchés en pleine mutation des pays émergents.

Il peut arriver que certains membres de votre équipe rechignent à aller de l'avant, abandonnent facilement et/ou se cherchent des excuses, ou encore se sentent mal à l'aise face au succès de leurs collègues. Cela crée des tensions larvées qui peuvent rapidement devenir délétères ; vous devez y remédier avant que la situation ne dégénère. Il faut cesser de vouloir à tout prix obtenir l'aval de tout le monde. J'ai peu à peu arrêté de laisser à quelques personnes insatisfaites le pouvoir de manipuler l'entreprise, ou moi-même. Une seule question m'importait désormais en tant que manager : « *Sommes-nous tous motivés à relever le défi ?* ». Vous verrez que le défi sera relevé par quelques personnes moteur, qui aideront à leur tour le reste de l'équipe à se surpasser.

Une conférence sur le leadership organisée par mon ancienne entreprise m'a enseigné *le principe du 25-50-25* : Peu importe l'entreprise, face à une perspective de changement, il y aura toujours 25 % des membres de votre équipe qui vous suivront avec enthousiasme, 50 % d'indécis, et 25 % qui rejetteront le changement en bloc. Votre objectif est donc de ramener les 50 % du milieu à se rallier aux premiers 25 % qui sont moteurs. Mon conseil est le suivant : ne gaspillez pas votre énergie à essayer de convaincre les 25 % de réfractaires. Il vaut mieux les tenir à l'écart des 50 % d'indécis, tout en demandant aux 25 % d'enthousiastes d'influencer positivement le groupe intermédiaire. Autre conseil : célébrez chaque petite victoire sur ces 50 %, car c'est ainsi que vous et votre entreprise continuerez d'avancer sur la bonne voie.

1. *Bien répartir son temps*

Dans mon entreprise, j'apporte à chacun mon soutien tout en partageant mes ressources et ma vision. Mais ce que j'ai de plus précieux à offrir est mon temps. J'applique à ce niveau la règle des 80-20 : je donne 80 % de mon temps aux 20 % de mes collaborateurs qui génèrent 80 % des résultats. À l'époque où je cherchais le consensus avant toute chose, je passais beaucoup de temps avec tout le monde dans mon équipe. Et puis un jour, j'ai compris qu'il était souvent vain de vouloir changer les habitudes des employés non impliqués dans l'entreprise. Depuis, j'ai adopté une approche plus pragmatique.

2. *Oser affronter les décisions difficiles*

Comme tout manager, j'ai dû gérer des situations difficiles, notamment des conflits avec certains membres de mon équipe. L'expérience m'a appris qu'il ne faut jamais laisser traîner ce genre de situation car plus on attend, plus les choses s'enveniment, avec des conséquences parfois dramatiques pour l'entreprise elle-même. Dès qu'un problème pointe le bout de son nez, je le gère. Même chose si je dois aborder un sujet épineux avec telle ou telle personne. Comme nous l'avons vu plus haut, les gens vous observent. Si vous traînez à gérer un problème, vous perdrez en crédibilité et, à terme, ne serez plus respecté en interne. C'est pourquoi je fais régulièrement des points avec chacun de mes collaborateurs, en entretiens individuels, afin de les aider à garder le cap et, si nécessaire, à progresser. Lorsqu'un problème survient, j'essaie d'en identifier la cause : est-il dû à un collègue dans l'entreprise ? À un problème d'organisation, de procédure

? Ou bien est-il lié à moi-même ? Si je suis à l'origine du problème, alors c'est à moi de le régler. J'ai appris que la posture du manager est aussi importante que ses actes, et que les actes ont souvent plus de poids que les paroles.

Et bien qu'il ne soit pas toujours possible de trouver une solution satisfaisante à un problème donné, il vaut toujours mieux essayer plutôt que de tenter d'échapper à sa responsabilité. Le respect se gagne d'ailleurs le plus souvent dans les situations épineuses. Les membres de votre équipe vous respecteront si vous savez prendre les décisions difficiles sous pression et montrez l'exemple par vos actes, au lieu de donner des ordres et chercher des coupables.

3. *Demander à votre équipe de s'engager*

Il m'a récemment été donné de constater, en tant que leader, que la seule façon de vous assurer du soutien de vos collaborateurs est de leur demander de s'engager envers vous. Ceci est très important. Lorsque vous demandez à toute votre équipe de s'engager auprès de vous, vous perdez ceux qui ne sont pas motivés et vous gagnez ceux qui sont enthousiastes. Mais si vous ne leur posez pas la question, vous risquez de perdre ceux qui vous étaient de prime abord acquis au profit de ceux qui sont réfractaires. Cela peut avoir de graves conséquences sur la croissance de l'entreprise.

4. *S'intéresser au voyage plutôt qu'à la destination*

Dans mon parcours de leader, j'ai mis l'accent sur le voyage plutôt que la destination. Ces 18 dernières années passées à cheminer et à apprendre m'ont aidé à toujours faire progresser les entreprises que j'ai dirigées, et à m'épanouir également sur un plan personnel.

5. *Accueillir positivement les changements*

Toute carrière de leader, comme tout parcours de vie, passe par des phases d'incertitudes et de changements. Or, un changement est toujours un chamboulement qui vient bousculer nos repères. Cela peut engendrer une peur de l'inconnu et il faut savoir faire preuve de souplesse pour ne pas perdre son objectif de vue dans un monde en constante évolution. Face aux changements, deux postures sont possibles : l'adaptabilité ou la conformité. Ceux qui ont tendance à se conformer se retranchent, ils se mettent « à l'abri ». Cela dit, en cherchant à se protéger avant tout, ils se privent de toute possibilité d'évolution. C'est un paradoxe typiquement humain que de vouloir progresser tout en restant dans sa zone de confort. Au cours de ma carrière, j'ai appris que les véritables leaders savent affronter leurs incertitudes avec détermination et agir avec efficacité afin de montrer la voie aux autres. Celui qui croit aux vertus du changement est tourné vers l'action et le progrès. Il se dit : « Je vais changer ceci ou cela afin de permettre à mon équipe de s'améliorer ». Chacune des missions dont j'ai la charge implique de savoir évoluer, et donc de savoir s'adapter au changement. Je suis persuadé que chaque petite chose que vous changez dans le but de vous adapter contribue à vous rendre meilleur et plus efficace en tant que leader. Il y a un gap entre adaptabilité et conformité. Pour moi, avoir le courage de s'adapter au changement et d'évoluer en conséquence est un réel atout alors que se conformer, c'est se complaire dans une forme de médiocrité sans chercher à ne se démarquer ni à progresser. Savoir s'adapter est une force venant de l'intérieur, cela requiert de la confiance en soi. Il est de notre responsabilité, en tant que personne et en tant que leader, de savoir se remettre en question à chaque instant et de garder les yeux ouverts afin de rester connecté au monde qui nous entoure. Il est à mon sens essentiel d'intégrer les divergences fondamentales qui séparent le fait de se conformer, et le sentiment de sécurité qui en découle, des perspectives d'évolution personnelle et professionnelle qui s'offrent à vous chaque fois que vous choisissez de vous adapter au changement.

Les entreprises, vecteur potentiel de changement

Les entreprises représentent une partie de la réponse aux problématiques actuelles de société. Demain, elles n'auront pas d'autre choix que de s'engager pour soutenir l'État et apporter des solutions. Je constate une attente sociale croissante de la part des salariés, des clients ou des actionnaires, qui nous conduit à adapter notre modèle économique. Les organisations ont un rôle à jouer, j'en suis convaincu, et la loi Pacte contribue à les y aider. Ce sont les dirigeants qui ont le plus de leviers pour changer le monde.

Par ailleurs, l'engagement de l'entreprise ne doit pas être perçu comme une contrainte supplémentaire mais comme une source de performance. C'est un levier de mobilisation en interne, qui permet de systématiser la recherche de l'impact positif dans toutes nos activités. Notre ambition est d'aligner les intérêts de l'entreprise avec ceux de ses parties prenantes.

De quelle manière ?

Beaucoup d'organisations s'engagent, en créant une fondation par exemple, mais rares sont celles qui placent cet engagement au cœur de leur activité. L'entreprise à mission rend visible ce choix et attire les personnes séduites par ce modèle. En motivant plutôt qu'en donnant des ordres, en responsabilisant plutôt qu'en contrôlant, en apportant du sens, le résultat est sans appel : les collaborateurs s'épanouissent et s'impliquent. Les salariés sont fiers de travailler dans l'entreprise. Les conseillers sur le terrain deviennent de meilleurs ambassadeurs de la marque. On peut tenir le même raisonnement au sujet de nos clients : investir dans la qualité de la relation coûte de l'argent à court terme, mais génère de la satisfaction et donc de la fidélité. C'est un modèle à la fois vertueux et performant sur le long terme. Cela fait partie de nos objectifs. Si cet engagement ne devait reposer que sur des convictions personnelles, il dépendrait de la sensibilité de chacun. Or, nous devons être capables d'entraîner systématiquement les équipes. En démontrant, chiffres à l'appui, que cette politique est un vecteur de performance, il est plus aisé d'opérer un changement de culture en interne.

Je me suis demandé en amont s'il était opportun de le faire. À partir du moment où l'on souhaite avoir un impact, il faut convaincre de rejoindre le mouvement. On pourrait se demander si cet engagement plus large est bon pour mon entreprise, dont je dois garantir la performance. En effet, si un plus grand nombre de sociétés et de leaders adoptent des comportements responsables, alors une nouvelle approche sera en marche. Pourtant, je reste persuadé que c'est dans l'intérêt de ce management humain que le mouvement prenne de l'ampleur et qu'émerge une prise de conscience plus générale.

À l'aube d'un nouveau changement : La crise du Covid-19

À l'heure où j'écris ces lignes, la planète est en plein confinement et l'économie mondiale en suspens. Chaque entreprise, chaque entrepreneur, gère comme il peut ce qui s'apparente à un tsunami social et économique. Télétravail, chômage partiel, réorganisation du travail : c'est plus que jamais l'heure de faire preuve d'adaptabilité et de flexibilité face à un changement brutal, total et inédit dont on ne connaît pas encore la durée ni les conséquences. Il est encore un peu tôt pour tirer les enseignements d'une telle crise, je peux néanmoins déjà en constater plusieurs :

1. Les machines ont leurs limites

Alors qu'on entend parler d'automatisation, d'Intelligence Artificielle, etc., force est de constater qu'en l'absence des hommes et des femmes, beaucoup d'activités s'arrêtent, bien que ce soient toujours des êtres humains qui sauvent nos vies aujourd'hui.
Si nombre d'entreprises continuent à fonctionner, c'est parce que les salariés innovent, trouvent des solutions, imaginent de nouveau processus pour avancer tout en respectant les règles de sécurité (masques, gel, distance réglementaire…).

➢ Quelles leçons en tirer pour demain ? D'abord que le capital humain est la clé de toute résilience. Si certains en doutaient encore, la démonstration est faite. Il faut donc continuer à investir dans la formation car des salariés formés, compétents et motivés restent le meilleur remède face à des situations complexes et imprévues.

2. Les cartes vont être redistribuées

Les difficultés industrielles que nous rencontrons sont de plusieurs ordres, mais le fait que la « supply chain » mondiale se soit arrêtée en ordre dispersée et s'apprête à redémarrer en ordre dispersée va accentuer ces difficultés. Si arrêter une usine de production est relativement simple, la relancer de manière efficace va demander beaucoup de temps et d'efforts.
A cet égard, toutes les entreprises ne sont pas logées à la même enseigne. On devrait regarder avec attention la situation des sites industriels pour qui la reprise sera beaucoup plus compliquée à relancer que d'autres entreprises, même si cela reste un problème pour toutes.

➢ Quelles leçons pour demain ? D'abord le fait que, lors de la reprise, les cartes vont être en partie redistribuées : ceux qui seront capables de redémarrer rapidement dans de bonnes conditions auront la possibilité de s'imposer plus fortement sur leur marché. À court terme, on peut donc voir des acteurs perdre des parts de marché et d'autres en gagner de manière plus forte que d'habitude. À plus long terme en revanche, une réflexion sur la supply chain et sa localisation en France va devenir cruciale pour les entreprises. Cette réflexion est également encouragée par la nécessité de toujours diminuer son impact carbone. Tout cela peut amener des processus de relocalisation en France dont les politiques se sont déjà emparés. À voir dans quelle mesure.

3. L'Europe doit évoluer dans sa construction

L'organisation actuelle de l'Europe a montré de sérieuses limites face à une crise de ce type.
Elle les avait en vérité déjà montrées lors de la précédente crise des migrants ainsi que pour le Brexit.
Dans un monde où les crises mondiales sont amenées à se succéder à rythme rapproché, l'organisation actuelle doit être revue.

> Quelles leçons pour demain ? Il est encore trop tôt pour savoir dans quelle direction ces évolutions vont aller car on va le voir dans les prochaines semaines. Ce débat sera crucial dans les mois qui viennent, et on verra d'ici quelques semaines comment il se pose, mais de celui-ci dépendra une bonne partie de l'avenir économique européen, car les cartes doivent être redistribuées socialement avant l'optimisation économique. Le but est de retrouver du sens en notre existence et de préparer l'après pour les générations futures.

Dans ce contexte mouvant nous mettant face à de nouveaux challenges, il apparaît plus que jamais que tout reste à inventer - ou réinventer. Le futur n'est pas figé. La vraie urgence est de ne pas se résigner, ni de subir, mais d'agir, d'expérimenter et de se donner les moyens de construire le monde du travail que nous voulons pour les générations de demain.

Un monde intégrant un leadership humain fondé sur le sens, l'exigence, la reconnaissance et la bienveillance. Je suis convaincu que l'intelligence collective devient et deviendra un atout majeur pour assurer la croissance d'une organisation.

La compétition jusque-là reine, qui suppose la victoire, la performance, la course effrénée vers des objectifs surdimensionnés, trouve de nos jours ses limites. Il est donc important de créer dès aujourd'hui les méthodes, les projets et les formations qui permettront à chacun de développer sa capacité à se saisir et à agir sur son environnement personnel et professionnel.

N'oublions pas que le mot crise vient étymologiquement du grec *Krisis* qui signifie choix, décision. C'est le moment de *décider* de ce que nous voulons et de tout mettre en œuvre pour l'obtenir.

« Tout le monde savait que c'était impossible à faire. Puis un jour quelqu'un est arrivé qui ne le savait pas. Et il l'a fait. » - Winston Churchill

CHAPITRE 7

Aux leaders de demain

Si mon burn out a été, comme vous l'avez compris, un véritable tsunami pour moi, il a aussi été un tremplin vers un nouveau sens. Aujourd'hui, je ne me laisse plus emporter par les aléas du vent : je tiens la barre. N'exagérons rien : je n'en suis pas à me la jouer à la Dany Boon « *je vais bien tout va bien* », la vie est semée d'embûches et nous vivons une période particulièrement chaotique. Mais, au-delà des fluctuations de la météo extérieure et des grosses tempêtes type Covid ou autres, j'entreprends des choses qui font vraiment sens pour moi – à commencer par ce livre. Nourri de mon expérience et des neurosciences, j'ai créé ma structure « SuperHumain », dédiée à transmettre des outils aux dirigeants pour un leadership axé sur la bienveillance et non plus seulement sur la performance : *de nouveaux yeux pour repanser le travail.*

Ouvrir ces « nouveaux yeux » me semble non seulement important mais même incontournable. On voit bien que les choses ne tournent pas rond : depuis plusieurs années, la France consomme des millions de boîtes d'antidépresseurs et d'anxiolytiques, plus pour cause de dépression et burn out que de désœuvrement. Cela veut donc dire que, contrairement à ce que l'on nous martèle chaque jour à propos du chômage, la nouvelle génération a plus de risque de devenir dépressif à cause de leur emploi, que de ne pas en trouver. Pour éviter ces nouvelles dérives, toutes les études scientifiques en neurosciences et en psychologie du bonheur sont unanimes : placer des termes anxiogènes comme *Sérieux, Excellence, Performance* au centre de notre vie sans y insérer d'autres mots essentiels comme *Joie, Bienveillance, Humanisme, Sens* ou encore

Collaboration, ne peut que mener à la tristesse, à la fatigue, et finalement, à l'épuisement.

Que dire aux générations futures menacées par ces déviances menant droit au burn out ? Que dire aux jeunes leaders en plein questionnement sur leur avenir professionnel ? Et, plus personnellement, que dire à mes enfants qui font partie des générations de demain ? Je dédie ce dernier chapitre aux messages que je veux leur transmettre, pour partager en toute humilité ce que la vie m'a appris, pour ma part au prix d'un burn out mais on peut l'apprendre aussi, j'en suis sûr, sans passer par cette case.

Que l'on m'entende bien : l'idée n'est pas de jouer au donneur de leçons. Avec mon beau DESS pour finir en burn out à 39 ans, je n'ai pas vraiment valeur d'exemple ! Par ailleurs, je me rends compte que « nous », la génération actuelle X-Y, n'avons rien à apprendre aux jeunes d'aujourd'hui. Bien au contraire, nous ferions mieux de plus les écouter. Quand je vois les valeurs de consommation, d'égocentrisme, de compétition et de croissance continue sur lesquelles les deux générations précédentes ont bâti le système dans lequel on surnage pour l'instant et sur lequel le coronavirus nous a, je l'espère, ouvert les yeux, et quand je vois les élans de solidarité, d'empathie, de collaboration et de quête de sens qui brillent au fond des yeux des jeunes aujourd'hui… Je me dis que la nouvelle génération sera peut-être celle qui saura inverser la tendance vers une société plus heureuse et plus juste. En tout cas, ils ont déjà tout en eux je pense. Et la plupart ont déjà intégré les messages que l'expérience m'a appris, à commencer par le plus important : impulsons le changement en nous avant de vouloir changer le monde.

Cher Mattis, chère Amélia, chère Alicia, vous ferez vos propres expériences et trouverez votre propre sens mais voici ce que j'aimerais vous dire à vous, aux générations futures, et aux jeunes leaders en devenir et en questionnement.

Sème des graines

Peut-être rêverais-tu de pouvoir de changer le monde, mettre fin aux guerres, éradiquer l'injustice, la violence, les mauvaises énergies… Peut-être mettras-tu en place des actions dans ce sens et entendras-tu certains te dire : " *Arrête de rêver, tu ne vas pas sauver le monde à toi tout seul* ". Alors certes, à toi tout seul tu ne régleras peut-être pas tous les problèmes de la terre, mais cependant, tu as le pouvoir de semer des graines qui deviendront potentiellement des solutions universelles. Des hommes y sont bien arrivés dans le passé, alors pourquoi pas toi ? Dans ta vie, dans ton management, dans ton quotidien… Si l'on veut faire une différence dans le monde, cela commence d'abord par se changer soi et changer ses habitudes. Il s'agit de se focaliser sur le positif et de créer des solutions. J'insiste sur le verbe *créer* : nous avons le pouvoir de créer nos vies et d'instaurer des changements concrets au niveau personnel qui impacteront indéniablement le collectif. Car quand je change, le monde change.

« *Face au monde qui change, il vaut mieux penser le changement que changer le pansement.* » - Francis Blanche

Si tu décides de vouloir changer le monde et le système, cela commence par quelques étapes concrètes, qui amèneront à des changements durables dans nos vies et dans notre société. Voici d'abord quelques idées d'actions à mettre en place pour vivre autrement :

S'occuper de soi

Dans la société actuelle, s'occuper de soi est souvent perçu comme quelque chose d'égoïste. Pourtant, il est bon de rappeler que nous sommes chacun la personne la plus importante de notre vie ! Si l'on veut pouvoir donner aux autres et être au top, il faut d'abord se donner à soi-même, c'est-à-dire se faire du bien, être plus aimant envers soi. Cela peut passer par une thérapie, par des soins pour apaiser nos blessures et nos souffrances, par un accompagnement, par de la méditation pour calmer ses pensées et trouver le calme intérieur, ou encore par du sport, du yoga, du Taï chi, du Qi gong, des arts martiaux, de la danse… Mettre son corps en mouvement et l'honorer en lui donnant des aliments sains. Apprendre à s'aimer, à être plus doux avec soi et donc avec les autres, à être à l'écoute de ses émotions, à les accueillir avec bienveillance, à changer ses croyances limitantes et se débarrasser des conditionnements de la société…
Autant d'actions qui nous guident vers notre joie et notre mission de vie.

Les douleurs physiques peuvent être provoquées par des douleurs psychiques. Le travail, le couple, la famille sont autant de causes possibles de nos maux. L'important est de savoir que la douleur est un messager : si tu as mal quelque part, écoute son message.

« Les crises, les bouleversements et la maladie ne surgissent pas par hasard. Ils nous servent d'indicateurs pour rectifier une trajectoire, explorer de nouvelles orientations, expérimenter un autre chemin de vie. " - Carl Gustav Jung

À la lueur de mon expérience décrite dans les chapitres précédents, je peux te confirmer que la douleur est très souvent le résultat d'un abus, d'un excès, d'un mauvais comportement souvent répété. Avant que la douleur ne vienne, il y a eu des signes que peut-être tu n'as pas su écouter. Apprends à écouter ton corps et tes douleurs disparaîtront avec le temps. Écoute ce que tu ressens. Ne fatigue pas ton corps inutilement.

S'il y a des conflits, il convient de les résoudre ;
S'il y a des tensions, il convient de les apaiser ;
Si tu ne te sens pas à ta place, il convient d'en changer.

Pour que ton corps soit en bonne santé et que les douleurs soient réduites, il faut vivre dans un endroit qui te convient, avec des personnes qui te conviennent et exercer un travail qui soit en ligne avec tes aspirations. Ne t'ajoute pas de la peine en faisant les mauvais choix.

La santé et ses sensations seront ta récompense. Tranquillement, assidûment, sème les graines de ton bien-être et de ton bonheur, jour après jour.

Écouter sa voix intérieure

Ma résilience a commencé par une nouvelle forme d'écoute : écouter mes propres envies, ma « voix intérieure ». Cette voix n'a rien de mystique ; c'est la petite voix de chacun, cette voix authentique qui n'a de comptes à rendre à personne, celle qui nous prend aux tripes, qui sonne juste au plus profond de nous. Elle peut s'avérer très difficile à entendre car depuis tout jeune, nous avons entassé d'autres voix par-dessus la nôtre : la voix de nos parents, de nos professeurs, des pubs, des élites politiques, des leaders… Lorsque je regarde mes enfants, j'observe que toutes ces voix ne sont pas encore venues se greffer sur leur voix à eux - c'est justement pour ça qu'ils savent exactement ce qui les rend heureux à chaque instant.

Nous avons tous en nous la voix qui sait ce qui est mieux pour nous. Il faut juste du travail sur soi pour l'entendre et la reconnaître.

Pour moi, le processus d'auto-écoute a été pour le moins express. Disons que, sous l'impact de mon burn out qui a été très brutal et puissant, j'ai pris un raccourci (raccourci, certes, mais que je ne souhaite à personne). Mon corps lâchant, je n'ai eu d'autre choix que d'écouter la voix que j'avais mise en sourdine depuis des années. C'est comme si celle-ci avait pris un mégaphone et écrasé toutes les autres voix en moi pour me demander chaque jour au volume sonore maximal :

« *Maintenant que tu sais que tu pourrais mourir demain, aurais-tu changé quelque chose à cette journée que tu viens de passer ?* »

Il est impossible de vivre comme avant lorsque l'on se pose cette question à la fin de chaque journée. Nous savons tous que nous sommes mortels, mais la nuance est énorme entre savoir que nous sommes mortels et savoir que nous allons mourir et que ça peut arriver du jour au lendemain. Le burn out m'a fait réaliser cette extrême fragilité de l'existence. Cette prise de conscience a été douloureuse au début. Elle a d'abord impulsé de petits changements, des compromis, puis des plus grands, et puis, petit à petit, cette voix est devenue un vrai guide sur le chemin vers le bonheur.

Dans ta vie quotidienne, personnelle ou professionnelle, les personnes qui t'entourent influencent ta manière de penser et de vivre. C'est tout à fait normal mais cela peut être négatif si tu ne sais pas bien gérer cette influence. Par exemple, il se peut que ton entourage ait certaines attentes envers toi et te mette, consciemment ou pas, une forme de pression. La pression sociale est la pression que l'on ressent et qui provient d'autrui. Cette pression oriente nos choix et nous fait faire des choses que nous n'aurions peut-être pas faites par nous-mêmes. C'est pourquoi, à chacun de tes choix, demande-toi toujours : « *La décision que je prends est-elle vraiment la mienne ou résulte-t-elle de l'influence des autres ?* » Ces « autres » peuvent être ta famille, ta communauté, tes professeurs, la société… Peu importe, une influence existe et il nous faut, non pas la rejeter, mais la gérer convenablement… en tournant nos oreilles vers l'intérieur pour écouter notre petite voix qui a les réponses mais rame à se faire entendre.

Ce n'est pas le tout d'écouter sa voix intérieure ; encore faut-il avoir le courage de la suivre ! D'autant qu'elle ne nous dit pas toujours des choses évidentes à mettre en place, ni des choses qui vont plaire à notre entourage... On m'a souvent dit : « *Mais quel courage, Alan ! Quelle force tu as après ce que tu as traversé !* ». Ce à quoi je répondais : « *Parce que vous croyez que c'est facile de faire quelque chose qui n'a pas de sens et qui ne représente pas votre passion ?* ».

Tu vois, je t'ai menti, je t'ai quand-même donné un conseil dans ce chapitre : celui de ne pas m'écouter ! Tu es un adulte, la vie est à toi. Alors n'écoute plus les prescriptions issues d'un monde périmé en plein constat d'échec. N'écoute plus tes parents, n'écoute plus tes professeurs, n'écoute plus les médias... Écoute-TOI, écoute-toi en tout premier. C'est le premier et indispensable step vers un début de changement.

« *Le seul tyran que j'accepte sur cette terre, c'est ma petite voix intérieure.* » - Gandhi

Cultive ton bonheur

Certains te feront peut-être miroiter des contrats avec d'énormes packages et bonus en t'assurant que c'est la preuve ultime de la réussite. De mon côté, je ne peux que te parler avec le gage de mon propre bonheur, celui que j'éprouve en me levant chaque matin pour faire un travail qui me passionne et que j'exerce pendant des heures sans voir le temps passer : écrire et aider des leaders dans leur quête d'être plus humains. Un travail qui me permet aussi de passer du temps avec mes enfants.

À chacun sa vision du bonheur et il ne s'agit pas de t'imposer la mienne mais de te dire que le bonheur, ça se travaille.

C'est ce que m'a appris mon expérience : le bonheur ne tombe pas du ciel ; il ne vient pas non plus en regardant notre vie s'écouler sur des rails construits par d'autres, des rails qui vont d'ailleurs on-ne-sait-où ; il vient de la mise en pratique active et volontaire de nos propres envies.

La mauvaise nouvelle, c'est que trouver son bonheur ça prend toute une vie. La bonne nouvelle, c'est que, lorsque l'on sait que ça prend toute une vie, on peut se donner le temps de partir à sa conquête !

Trouve du sens

Pour être heureux, il m'a fallu trouver du sens. Je pense qu'il faut que notre vie à tous (incluant notre métier où nous passons 8h par jour) ait du sens à nos yeux.

Notre voix intérieure sait que nous sommes tous sur le même bateau. Le bonheur ne pourra être atteint que si nos actions ont un impact réel sur notre équipage.

Pense au rôle que tu veux avoir sur le navire, à la cause qui te tient à cœur, à ce qui t'anime dans ce monde.

Et mets haut les voiles sur ta destination !

Avoir un sens te portera, même si le vent t'est contraire.

« *Si jamais vous vous trouvez dans un bateau qui coule, l'énergie pour changer de bateau est plus productive que l'énergie pour colmater les trous* » - Warren Buffett

Ne te perds pas en détours inutiles. Tâche de tenir le cap et d'aller droit au but ! Dans la langue bretonne, ma culture d'origine, cette idée de « droit au but » se ressent jusque dans les mots. À la question « Où vas-tu ? », on répondra en breton : « A la conquête de mes objectifs je vais ! » (et non pas « je vais à la conquête de mes objectifs »). L'idée principale de la phrase apparaîtra en tout premier, avant même le sujet et le verbe. Straight to the point, ainsi doit-on tenir la barre de ses projets !

Pour compléter cette inspiration de la culture bretonne qui m'est si proche et chère, je mentionnerais le fait que l'on utilise très peu le verbe « avoir » dans notre langue d'origine. En breton, on dira « *mon bateau est avec moi* » et non « *j'ai un bateau* ». Une manière de dire que la possession est transitoire, rien ne nous appartient vraiment et définitivement. Avoir une belle voiture, une grande maison, des millions sur son compte ne saurait répondre à la quête de sens. Le sens est dans l'Être et non dans l'Avoir.

Pose tes priorités

Le monde n'a plus besoin de gens dopés à la performancéine. Il a besoin de rêveurs, de personnes capables de créer, de reconstruire, de prendre soin... et surtout, surtout, il a besoin de gens heureux ! En ce qui te concerne, de quoi as-tu besoin pour être heureux ? Quelles sont tes priorités dans la vie ? Cette histoire t'aidera peut-être à répondre à cette question…

Un jour, un vieux professeur rempli de sagesse s'adresse à ses élèves. Il leur dit :

- Aujourd'hui, nous allons réaliser une expérience ».

Il prend un grand pot, le pose délicatement en face de lui. Puis il prend une douzaine de gros cailloux qu'il met dans le grand pot. Lorsque le pot est rempli jusqu'au bord, il demande :

- Est-ce que le pot est plein ?

Tous répondent : « Oui ».

- Vraiment ?

Alors il prend un récipient rempli de graviers et les verse sur les gros cailloux puis il remue le pot. Les graviers s'infiltrent entre les gros cailloux jusqu'au fond du pot.

Le vieux prof demande encore :

- Est-ce que le pot est plein ?

L'un des élèves répond :
  - Probablement pas !
  - Bien, dit le professeur.

Il prend alors un bac de sable qu'il verse dans le pot. Le

sable vient remplir les espaces entre les gros cailloux et le gravier.

Encore une fois il demande :

-    Est-ce que le pot est plein ?

Cette fois, sans hésiter, les élèves répondent :

-    Non !
-    Bien ! dit le vieux professeur.

Il prend alors un pichet d'eau et remplit le pot jusqu'à ras bord.

Le vieux professeur demande finalement :

-    Quelle grande vérité nous démontre cette expérience ?

Un des élèves, songeant au sujet du cours, répond :

-    Cela démontre que, même lorsqu'on croit que notre agenda est complètement rempli, si on veut vraiment, on peut y ajouter plus de rendez-vous, plus de choses à faire.
-    Non, dit le vieux prof, ce n'est pas cela ! La grande vérité que nous montre cette expérience est la suivante : si on ne met pas les gros cailloux en premier dans le pot, on ne pourra jamais tous les faire entrer.

Dans ta vie, tu auras des choix à faire, des décisions à prendre, des priorités à gérer. Une mauvaise gestion de tous ces éléments peut avoir des conséquences désastreuses et t'amener à passer à côté de ce qui t'importe réellement. Il est donc important de distinguer l'important du futile. Inspire-toi de cette histoire imagée des gros cailloux de la vie quand tu auras des doutes et demande-toi :

Quels sont tes gros cailloux à toi (ce qui est indispensable à ton bonheur) ?
Quels sont tes graviers (ce qui est utile à ton bonheur mais pas indispensable) ?
Qu'est ce qui est du sable dans ta vie (ce qui est surperflu) ?
Qu'est ce qui est de l'eau (ce qui est inutile) ?

En répondant à ces quatre questions, tu sauras ce qui est réellement important pour toi. Bien gérer ses priorités est essentiel pour atteindre une vie riche et épanouie, crois-moi.

« La meilleure manière de connaître la vraie satisfaction, c'est de faire ce que vous considérez comme étant du bon travail. Et la meilleure manière de faire du bon travail, c'est de faire ce que vous aimez. Si vous n'avez pas encore trouvé ce que vous aimez, continuez de chercher. Comme c'est le cas avec tout ce qui concerne le coeur, vous le saurez quand vous le trouverez. Ainsi que c'est le cas dans une relation, elle grandit avec les années ; Alors continuez de chercher jusqu'à ce que vous le trouviez. Ne vous résignez surtout pas. » - Steve Jobs

Tu ne sais pas comment définir tes priorités ? Je te répondrais qu'elles correspondent aux choses qui te tiennent réellement à cœur. Ce sont elles qui te rendront heureux et entraîneront un sentiment d'accomplissement. Il est donc important de connaître tes valeurs et de définir tes priorités en fonction. Parmi elles, il peut y avoir : la bonne santé, la disposition de son temps, la vie de famille, la spiritualité, la liberté, etc... Quand tu auras défini tes priorités (sans forcément entrer dans les détails), tu seras plus à même de faire les bons choix et de prendre les bonnes décisions au quotidien.

Nota bene : avoir des priorités c'est bien ; y accorder de l'importance, c'est mieux ! Cela doit se traduire par des actions concrètes de ta part. Comme j'aime souvent le dire, il ne peut y avoir de résultat sans action. Ainsi, pour accomplir les choses qui nous importent réellement, nous devons agir. On peut ne pas savoir par où commencer, et c'est pour cette raison que je te recommande de te fixer des objectifs d'une part, puis d'établir un plan d'action d'autre part. En gros, définis tes priorités de vie et agis en fonction.

« Je m'intéresse à l'avenir, car c'est là où j'ai décidé de passer le restant de mes jours » - Woody Allen

Prends ta vie en main

Prendre sa vie en main, c'est la créer et la modeler à sa manière. C'est ne plus subir son existence mais l'accomplir. C'est cesser de vouloir et commencer à agir. Tu connais le proverbe : « *Quand on veut on peut* ». Je sais, il est facile à dire, certes, mais il est vrai. Il sous-tend d'une part que nous sommes à la source de tout changement : personne ne peut agir à notre place. D'autre part, il indique que la volonté est une ressource potentiellement très puissante, presque toute-puissante.

Pour me motiver, j'aime regarder des personnes qui ont du succès et me dire: « *Si lui arrive à le faire, pourquoi pas moi* » ? Même des personnes avec de grands handicaps parviennent à accomplir des prouesses grâce à la force de leur volonté. Lors de mon dernier semi-marathon, j'ai rencontré une concurrente amputée d'une jambe qui courait ses 21km avec une prothèse. À côté de cela, je croise dans la vie de tous les jours des personnes valides qui se plaignent de leur condition physique sans pour autant rien entreprendre, à croire que la procrastination est leur sport préféré !

« *Ce n'est pas parce que les choses sont difficiles que nous n'osons pas les faire. C'est parce que nous n'osons pas les faire qu'elles sont difficiles.* » - Sénèque

Le fait est que nous pouvons toujours trouver des excuses pour ne pas agir et remettre à plus tard. À chaque fois que tu exprimes un désir comme : « *J'aimerais bien...* » ou « *Je voudrais tant...* », pose-toi la question suivante : « *Quelle stratégie je peux mettre en place pour le réaliser ?* ». J'aime la notion de dépassement de soi et le parallèle entre les défis personnels et les défis sportifs.

La corrélation entre corps et esprit me semble très inspirante.

« *Tout ce que vous avez toujours voulu est juste de l'autre côté de la peur* » - George Adair

Prendre ta vie en main, c'est agir selon tes aspirations. Évidemment nous avons des impératifs et des contraintes, mais c'est le cas de tout le monde. C'est à toi de faire avec ton environnement et ta situation. Il est facile de se trouver des excuses : « *Je n'ai pas le temps, Je suis débordé…* ». Pense à tes priorités et rappelle-toi cette phrase stimulante : quand on veut on peut !

« *La connaissance est inutile si on ne l'utilise pas. La volonté est inutile si on n'agit pas.* » - Goethe

Rien de plus stimulant que la découverte et le progrès. Avancer, apprendre, grandir, évoluer, voilà des sources de croissance et de bien-être. Stagner n'est pas une sensation agréable. On devient « rouillé » à force de rester en inaction et on passe à côté de plein de choses enrichissantes. Je ne dis pas qu'il est toujours facile de se bouger et d'agir. Prendre sa vie en main, c'est accepter d'impulser un renouveau dans son existence. C'est aller vers le changement et ne plus en avoir peur. C'est oser sortir de sa zone de confort et accueillir le nouveau. C'est essayer, expérimenter, se challenger. Pour tout te dire, avec l'écriture de ce livre et la création de la méthode « Superhumain », je suis moi-même en train de me challenger. Je mets des choses en place pour opérer des changements dans ma vie afin d'y mettre du sens et de progresser dans mon cheminement personnel.

« La différence entre le possible et l'impossible se trouve dans la détermination ». - Gandhi

Sois positif

Adopter une attitude positive n'apporte que des bénéfices. Vouloir prendre ta vie en main et aller de l'avant en est une. En réalité, cette envie, voire ce besoin, fait partie de notre condition. À un moment ou un autre, tôt ou tard dans notre parcours, on a ce désir de prendre les rênes de notre existence pour aller vers une vie qui nous correspond pleinement. À nous d'écouter notre petite voix intérieure qui nous appelle à mieux. Ce « mieux » est la promesse d'une vie meilleure - et possible !

Le positif crée le positif : prendre ta vie en main a un impact positif sur toi, mais également sur ton entourage et le monde qui t'entoure. Pour ma part, j'avais beaucoup de sentiments négatifs et de frustrations en moi avant de me prendre sérieusement en main. Je me plaignais et me critiquais beaucoup. Évidemment cela ne sert à rien. Si l'on veut voir opérer des changements en nous et autour de nous, il faut commencer par changer soi-même. Être inspirant pour soi et pour les autres est bien plus efficace qu'adopter une attitude négative et se plomber tout seul le moral. Alors cesse de te critiquer et de te lamenter et agis plutôt que de te morfondre !

« Construisez vos propres rêves ou quelqu'un d'autre vous embauchera pour construire les siens » - Farrah Gris

Tiens tes engagements de toi à toi

Une prise de décision est un engagement : on s'engage vis-à-vis de soi. Prendre la décision d'opérer des changements et d'aller de l'avant, c'est déjà la moitié du parcours. Ceci dit, beaucoup de personnes ne respectent pas leurs engagements. Lorsque quelqu'un s'engage auprès de nous et ne respecte pas son engagement, nous nous offusquons. En revanche, lorsque nous ne respectons pas nos engagements vis-à-vis de nous-mêmes, nous le tolérons. La motivation et la sincérité jouent un rôle important dans la prise de décision. Ce sont elles qui nous boosteront à finaliser nos démarches et concrétiser nos décisions.
Décide, agis, et va au bout de tes engagements intérieurs !
Tu avanceras et tu seras fier de toi.

Deviens une meilleure personne

Afin d'expérimenter un renouveau et de passer au « niveau supérieur » de notre existence, nous devons devenir « une meilleure personne ». Cela peut sonner grandiloquent mais c'est plus simple qu'on ne le croit : on devient naturellement une meilleure personne à partir du moment où on élève notre niveau de conscience. Nous aspirons à mieux, alors nous devenons un être meilleur.
« Qu'est-ce que le bonheur sinon l'accord vrai entre un homme et l'existence qu'il mène ? » - Albert Camus

Devenir une meilleure personne est à la fois une conséquence et une cause du changement positif que nous impulsons. En effet, prendre sa vie en main est un véritable cercle vertueux : plus on attend de la vie, plus on est amenés à s'élever et devenir meilleur. Chacun peut l'expérimenter à son échelle selon ses aspirations et sa situation actuelle. Ce n'est pas toujours facile comme démarche, il faut puiser au fond de soi ses capacités et ses ressources cachées, mais ce cheminement personnel est passionnant. Il nous invite à nous découvrir, à être sincère envers nous-même, à entreprendre la connaissance et la conquête de soi, peut-être même à nous dépasser nous-mêmes en repoussant nos limites et élargissant nos horizons.

C'est une démarche profonde qui nous fait grandir et nous permet de devenir qui nous sommes vraiment appelés à être.

À vous, jeunes leaders et leaders de demain

Si demain tu deviens leader, voici le message que je souhaite t'adresser :

Au début de ta carrière, tu te diras peut-être que le rôle de gestionnaire que tu as endossé n'est pas tout à fait ce que tu avais imaginé, surtout avec les coups de boutoirs de la vague Coronavirus... Peut-être réaliseras-tu qu'avant de gagner en influence et en pouvoir, tu as des deuils à faire. Peut-être qu'au lieu de te sentir plus libre comme tu l'avais imaginé, tu te sentiras emprisonné dans des politiques et des règles écrites ou non-écrites auxquelles tu n'adhères pas vraiment, comme pris entre l'arbre et l'écorce. Peut-être te diras-tu que la théorie était bien loin des enjeux auxquels tu as à faire face au quotidien. Tu te diras aussi probablement que tu étais drôlement bien dans ton rôle de terrain car c'est là que tu te réalisais pleinement et étais reconnu pour tes résultats. Passés quelques mois, après quelques déceptions, beaucoup de questionnements et d'innombrables heures de travail acharné à tenter d'atteindre les meilleurs résultats possibles (car tu es performant et c'est bien pour cela que tu as été promu), tu en viendras peut-être à te poser la redoutable question :

Suis-je vraiment à ma place ?
Est-ce que le leadership est vraiment fait pour moi ?

Et tu chercheras des repères, car ceux-ci ont été perdus avec la transition. Tu te demanderas fréquemment : « *Suis-je un bon leader ?* » Et chercheras désespérément des modèles.

Et moi, cher jeune leader, je ne répondrai pas à tes questions. Car les réponses sont en toi. Je te dirai simplement : entre en toi-même. Découvre qui tu es. Et mets cela au service du monde. Voilà ce qu'est un leader humain. C'est quelqu'un qui prend l'ensemble de qui il est pour le mettre au service de plus grand que soi.

Je t'invite à te poser ces questions :

Pourquoi fais-tu ce que tu fais ?
Au nom de quoi ?
Qu'est-ce qui te pousse au plus profond de toi à être un Leader Humain ?
Es-tu capable de t'imaginer un seul matin à faire autre chose qu'être un leader ?

Si la réponse est non, tu es un leader.

« La vocation, c'est d'avoir pour métier sa passion. » -
Stendhal

Si la réponse est oui, poursuis ta route mais surtout ne te
mesure ni ne te compare jamais à quiconque. Tant mieux si
les grands leaders qui t'entourent t'inspirent à devenir
meilleur. Mais ne tente pas de faire comme eux, d'être le
genre de leader qu'ils sont. Car l'important n'est pas ce que
tu fais, mais ce que tu es. Ton jeu intérieur en tant que
leader déterminera ton jeu extérieur.

*« Devenir un leader est synonyme de devenir soi-même.
C'est précisément aussi simple et aussi difficile que cela
… Tout d'abord, découvrez ce que vous êtes et soyez
cela. »* - Warren Bennis

Les choix de ton existence se retrouvent en toi. Sois à
l'écoute. C'est là que réside ta raison d'être en tant que
leader, ton grand Pourquoi. Va donc à la rencontre de toi-
même. C'est là que tu trouveras la force phénoménale qui
te servira de carburant pour te lever le matin, qui te
procurera la reconnaissance dont tu as besoin et qui
t'inspirera à continuer durant les jours sombres comme
ceux que nous sommes en train de vivre.

L'humanité au travail, ça n'est pas que possible, c'est essentiel.

À toi de jouer ! D'ailleurs, soit dit en passant, prononcés
par des collègues indonésiens, « nouveaux yeux » sonnent
plutôt comme « nouveau jeu »...

Cher jeune leader, n'oublie jamais par ailleurs que ce sont les petits pas qui mènent aux gros changements. Imaginons que tu envisages de changer de voiture. Fait banal ? Eh bien non, pas si banal, car ce changement matériel fait partie de ton plan de vie. À toi d'évaluer tes priorités et de gérer tes dépenses en conséquence. Par exemple, en ce qui me concerne, la simplicité et la légèreté financières sont aujourd'hui nécessaires pour moi si je veux atteindre mes nouveaux objectifs personnels et professionnels. Calque tes choix et tes actes sur tex priorités, à tous les niveaux.

On pense souvent que les gens qui ont transformé leur vie ont fait un « grand saut » et laissé tomber beaucoup de choses du jour au lendemain. Ce n'est pas nécessairement le cas. Ils ont défini des objectifs et travaillé vers ces objectifs, oui. Mais le « grand saut » n'est souvent pas possible et même pas forcément souhaitable. On sait pertinemment que retourner à un entraînement drastique après plusieurs années d'oisiveté est dangereux pour la santé. Même chose dans la vie !

« Il faut toujours viser la lune car, même en cas d'échec, on atterrit dans les étoiles ». – Oscar Wilde

La question principale est : « *Où vais-je ?* » Une fois ma direction établie, chaque geste quotidien, chaque décision de vie pourront être orientés vers ce but. Notre vie devient alors cohérente et en ligne avec des objectifs concrets. Chaque petit geste que l'on fait, chaque nouveau pas où l'on ose sortir de nos habitudes, met en branle le changement. Il nous amène à rencontrer des gens différents et faire face à des situations différentes. Il nous porte un peu plus près de nos objectifs. Et on en vient à être très surpris de voir à quel point la vie met sur notre chemin exactement ce dont on a besoin... La vérité, c'est que l'on s'est placés au bon endroit et que l'on s'est ouverts à accueillir le nouveau. Demande-toi donc chaque matin : « *Quel petit pas pourrais-je faire aujourd'hui afin de me rapprocher de mon objectif de vie ?* » Et collectionne les petits succès, ça encourage à continuer vers ta quête de bonheur.

Note bien une chose, ami leader :

Ton attitude détermine ton altitude – en affaires et dans la vie.

À toi d'adopter une attitude gagnante chaque jour !

« *Notre vie, c'est ce que nos pensées rendent* » - Marc Aurèle

La vie n'est pas si simple. Mais il est vrai que si nous voulons avancer vers notre bonheur, nous devons adopter une attitude positive et fuir les penchants négatifs ou la procrastination.

Dans l'alimentation, un adage dit que l'« *on est ce que l'on mange* ». En termes de leadership, on peut dire que l'« *on est ce que l'on pense* ». Contrairement à ce que l'on a tendance à vouloir croire, les influences extérieures ne déterminent pas notre bonheur ni notre réussite ; c'est plutôt notre manière d'interagir avec ces influences, bonnes ou mauvaises, qui conditionne notre bien-être et notre succès. Comment t'adaptes-tu toi face aux forces extérieures ? Ce questionnement doit être une priorité consciente, et donc une pratique quotidienne : vois comment tu peux agir au mieux selon les circonstances extérieures plutôt que comment tu peux changer les circonstances extérieures pour agir au mieux… Tu saisis la nuance ?

Quoiqu'il en soit, quoiqu'il arrive et quelles que soient les tempêtes que tu traverses et traverseras, n'oublie jamais que tu as tout en toi. Tu as même plus de ressources que tu ne l'imagines. Ne te laisse pas chahuter par le vent, ne te laisse pas dicter une destination que tu n'as pas choisie, ne te laisse pas effrayer par les changements météorologiques inattendus. C'est toi qui tiens la barre et tu as toute la force en toi pour tenir le cap. Tu es seul maître à bord et toi seul décides de comment tu veux mener ta barque, selon le vent de tes valeurs et les vagues de tes priorités. Ne cherche pas à changer la mer et ses marées : change ta façon de les regarder et ta manière de naviguer.

« Sois le changement que tu veux voir dans le monde »
- Gandhi

Remerciements

Je tiens à remercier tous ceux que j'ai croisés sur mon chemin durant l'écriture de ce livre. Étant très sensible, je perçois chez les personnes que je rencontre leur fragilité et leur vulnérabilité ; cela me touche, et cela me fait de la peine aussi. Ce livre est pour elles, pour les aider à prendre confiance et à avancer.

Je tiens à remercier mon Comité de Direction aussi : les philosophes, penseurs et sages qui m'inspirent et à qui j'ai emprunté remarques et citations. Ce livre est pour moi l'occasion de leur rendre hommage de la meilleure manière qui soit.

Je souhaite également remercier chaleureusement, Caroline Degraves – fondatrice « Le partenaire de votre carrière » qui m'a poussé à écrire ce livre, ainsi que Anne Sylvie Pinel, écrivain et correcteur.

Enfin, je voudrais remercier mon épouse qui s'est toujours montrée exemplaire, dévouée et d'un infaillible soutien, tant dans les moments difficiles de mon burn out que dans les nouveaux engagements qui me tiennent à cœur aujourd'hui. Le fait de ne pas partager est une perte de temps. Merci de m'en avoir fait gagner.

Bibliographie

Livres

1. ALLEN, F. ET KRAFT, C. 51982. The organizational Unconscious. How to create the Corporate Culture you want and Need. Englewood Cliffs : Prentice-Hall.

2. ALVESSON, M. ET WILLMOTT, H. Making sense of management: A critical introduction, 2ème édition, Sage, London, 2010.

3. BABYAK, M., J. A. BLUMENTHAL, ET Al.. Exercise treatment for major depression: Maintenance and therapeutic benefits at 10 months. Psychosomatic Medicine, vol. 62 (5), p633-638, 2001.

4. BATAILLE Sabine. Se reconstruire après un burn-out : les chemins de la résilience. InterEditions, Paris, 2013.

5. BOLTON, S. ET HOULIHAN, M. Searching for the Human in human resource management: Theory, practice and workplace contexts. London, Palgrave, 2007.

6. BOUDREAU, J. ET LAWLER, E. Global trends in human resource management. A twenty-year analysis. Stanford, 2015, Stanford University Press.

7. BUCKINGHAM Marcus Buckingham & GOODALL. A Freethinking Leader's Guide to the Real World – Nine Lies about Work. Harvard Business Review Press, Boston, Massachusetts, 2019.

8. BUTLER, Judith. Qu'est-ce qu'une vie bonne ?
Editions Payot & Rivages, Paris, 2014.

9. CADIN, L. ET GUERIN, F. La gestion des ressources
humaines, 4ème édition. Editions Dunod, Paris,
2015.

10. CARDON A.. Profils d'équipes et cultures
d'entreprises : mettre votre équipe en valeur.
Editions d'organisation, Paris, 1992.

11. CARSON Shawn & TIERS Melissa. Keeping the
Brain in Mind. Changing Mind Publishing, New
York, 2014.

12. CASCIO, W. ET BOUDREAU, J. Investing in people:
Financial impact of human resource initiatives.
Upper Saddle River, FT Press, 2008.

13. CHANGEUX J.P.. Du vrai, du beau, du bien : une
nouvelle approche neuronale. Editions Jacob, Paris,
2008.

14. CHANLAT, J.-F. L'individu dans l'organisation. Les
dimensions oubliées. Editions les presses de
l'Université de Laval, Laval, 1990.

15. CROZIER M.. L'entreprise à l'écoute. Editions
Fayard, Paris, 1994.

16. DE FUNÈS Julia et BOUZOU Nicolas. La Comédie
(in) humaines – Comment les entreprises font fuir
les meilleurs. Éditions de l'Observatoire, Paris, 2018.

17. DE FUNÈS Julia. Socrate au Pays des Process – La
vie de Bureau ou Comment je suis tombée en
Absurdie. Edition Flammarion, Paris, 2017.

18. DEJOURS, C. Le facteur humain. Editions Presses
Universitaires de France, Paris, 2005.

19. DEMILLY S. Manager avec l'approche Hermann :
l'art de conjuguer les intelligences individuelles.
Editions Eyrolles, Paris, 2019.

20. DOLAN, S., GARCIA, S. et RICHLEY, B. Managing
by values. Palgrave Mc Millan, New York, 2006.

21. DON MIGUEL RUIZ. Les Quatre Accords Toltèques
– La voie de la liberté personnelle. Editions
Jouvence, Paris, 2016.

22. DRUCKER, P. The practice of management. Harper
& Row, New York, 1954.

23. DUHOT Jean-Joël. Epictète et la Sagesse Stoïcienne.
Edition Albin Michel, Paris, 2003.

24. DUJARIER, M.-A. Le management désincarné :
Enquête sur les nouveaux cadres du travail. Editions
La Découverte, Paris, 2015.

25. EPICTETE – Du contentement intérieur et autres
textes. Editions Gallimard, Paris, 2015.

26. EPICTETE. Entretien Manuel. Editions Les Belles
Lettres, Paris, 2019.

27. EPICURE. Lettre à Ménécée. Edition Flammarion,
Collection GF, Paris, 2009.

28. EPICURE. Sur le Plaisir Lettres et Maximes. Editions
Payot & Rivages, Paris, 2015.

29. FAIRFIELD, K.M. and R. H. FLETCHER. Vitamins
for chronic disease prevention in adults: scientific
review. JAMA 287(23), 3116-3126, 2002.

30. FERRY Luc. Qu'est-ce qu'une vie réussie ? Editions
Grasset & Fasquelle, Paris, 2002

31. FRANKL Viktor. Découvrir un sens à sa vie avec la
logothérapie. Editions J'ai Lu, Paris, 2019.

32. GETZ, I. CARNEY, B. ET DAVIDS, B. *Leadership sans ego*. Editions Fayard, Paris, 2015.

33. HAN Byung-Chul Han. La Société de transparence. Editions PUF, Paris, 2018

34. HAN Byung-Chul. La Société de la Fatigue [Essai]. Editions Circé, 2014

35. HOLLINS Peter. Build a Better Brain: Using Neuroplasticity to Train Your Brain for motivation, Discipline, Courage and Mental Sharpness. English Edition, 2019.

36. HONNETH, A. La lutte pour la reconnaissance. Editions CERF, Paris, 2000.

37. LECERF-THOMAS B.. Activer les talents avec les neurosciences. Editions Pearson, Paris, 2015.

38. LENHARDT Vincent. La Sagesse du Coach. Editions du 81, Paris, 2019.

39. LENOIR Frédéric. Du Bonheur – Un voyage philosophe. Editions Fayard, Paris, 2013.

40. LEONARD, E.. Ressources Humaines : Gérer les personnes et l'ordre social dans l'entreprise. Editions De Boeck, Bruxelles, 2015.

41. LINHART, D.. *La comédie Humaine du travail.* Editions Erès, Toulouse, 2015.

42. GOLEMAN, D.. Emotional Intelligence. Bantam Books, New York, 1995.

43. MARC AURÈLE. Pensées Livres I-VI. Editions Gallimard, Paris, 1962.

44. MAUGUERI, S.. Théories de la motivation au travail, 2ème édition. Editions Dunod, Paris, 2013.

45. MERCURE, D & VULTUR. La signification du travail. Nouveau modèle productif et ethos du

travail au Québec. Collection Sociologie contemporaine. Presses de l'Université Laval, Québec, 2010.

46. MIQUEL Christian. L'éthique de la Joie avec Spinoza. Editions Jouvence, Paris, 2019.

47. NIETZSCHE Friedrich. Aurore - Présentation par Eric Blondel. Editions Flammarion, Paris, 2012.

48. NIETZSCHE Friedrich. Humain, Trop Humain. Editions J'ai Lu, Paris, 2018.

49. PAUCHANT, T.. Pour un management éthique et spirituel. Défis, Cas, outils et questions. Editions Fides, Montréal, 2000.

50. PAVAGEAU, B.. Développer vraiment son leadership. Editions Vuibert, Paris, 2019.

51. PEGUY Charles. L'Argent de Charles Péguy. Editions Equateurs, Paris, 2019.

52. PETERS, T. ET WATERMAN, R.. In search of excellence. Hapreper and Row, New York, 1982.

53. PFEFFER, J.. The human equation: building profits by putting people first. Harvard School Press, Boston, 1998.

54. PHILIPPON T.. Le capitalisme d'héritiers : la crise française du travail. Editions du Seuil, Paris, 2007.

55. PLATON. Apologie de Socrate, par Luc Brisson. Edition Flammarion, Paris, 2017.

56. REDFIELD James. Les Leçons de Vie de la Prophétie des Andes – Découvrez votre mission sur terre. Editions J'ai Lu, Paris, 1995.

57. RICOEUR Paul. Politique, Économie et Société. Editions du Seuil, Paris, 2019.

58. RICOEUR Paul. Soi-même comme un autre. Edition du Seuil, Paris, 1990.

59. RIFKIIN, J.. Une nouvelle conscience pour un monde en crise. Vers une civilisation de l'empathie. Editions Les liens qui libèrent, Paris, 2011.

60. RODET P.. Le rôle de l'empathie dans le développement de l'intelligence émotionnelle des leaders. Editions Eyrolles, Paris, 2007.

61. SENEQUE. La vie heureuse – La brièveté de la vie - Présentation par Pierre Pellegrin. Editions Flammarion, Paris, 2005.

62. SERIEYX, H.. Les jeunes et l'entreprise : noces ambigües. Editions d'organisations, Paris, 2003.

63. SPINOZA. Ethique. Présenté et traduit par Bernard Pautrat, Editions du Seuil, Paris, 2010

64. STOLL, A. L.. The Omega-3 Connection: The Groundbreaking Omega-3 Antidepression Diet and Brain Program, Simon & Schuster, New York, 2001.

65. TOLLE Eckhart. Le Pouvoir du Moment présent, Guide d'éveil spirituel. Editions J'ai Lu, Paris, 2010.

66. VINCENT J.-D., *Voyage extraordinaire au centre du Cerveau*. Editions Odile Jacob, Paris, 2007.

Articles :

1. COLLINS F. S.. Sleep disorders, Health Resources & Services Administration, 2011, **https://www.nhlbi.nih.gov/files/docs/ncsdr/201101 011NationalSleepDisordersResearchPlanDHHSPu blication11-7820.pdf**

2. HAMEL G.. Moon shots for management. Harvard Business Review, 2009, **https://hbr.org/2009/02/moon-shots-for-management**

3. HIBBELN, J. Fish consumption and major depression. The Lancet, vol. 351, p. 1213, 1998, **https://www.thelancet.com/journals/lancet/article/ PIIS0140-6736(05)79168-6/fulltext**

4. HUI KK. ET Al. Acupuncture modulates the limbic system and subcortical grey structures of the human brain: evidence from FMRI studies in normal subjects. Human Brain Mapping, vol.9, p13-25, 2000, **https://www.ncbi.nlm.nih.gov/pubmed/10643726**

5. MELWANI S.. Held in contempt: the psychological, interpersonal and performance consequences of contempt in a work context. Department of Management, The Wharton School, Université de Pennsylvanie, 2011, **https://www.ncbi.nlm.nih.gov/pubmed/21707195**

6. PEDERSEN T.. Meditation Produces Opposite Effect of 'Fight or Flight'. PsyCentral, October 6, 2015, **https://psychcentral.com/news/2013/05/04/meditati on-produces-opposite-effect-of-fight-or-flight/54449.html**.

7. RICHARD J. ET Al.. Alterations in Brain and Immune Function Produced by Mindfulness

Meditation, Psychosomatic Medicine 65, July 2003,
https://www.ncbi.nlm.nih.gov/pubmed/12883106

8. ROBERT N.. Bien-Etre au travail: une approche centrée sur la cohérence de rôle. INRS, 2007,
http://www.intefp-sstfp.travail.gouv.fr/datas/files/SSTFP/Bien_etre_au_W_et_coherence_de_role_INRS_NS_267.pdf

9. SALGADO M.. La performance : une dimension fondamentale pour l'évaluation des entreprises et des organisations. Université Lyon I, 2013,
https://hal.archives-ouvertes.fr/hal-00842219/document

10. SONI M. ET Al.. Vitamin D and cognitive function. Pubmed. Gov., April 2012,
www.ncbi.nlm.nih.gov/pubmed/22536767

11. TURNER A. D., SMITH C.E., ET ONG J.C. Is Purpose in Life Associated With Less Sleep Disturbance in Older Adults?. Sleep Science and Practice 1, no. 14, 2017,
https://sleep.biomedcentral.com/track/pdf/10.1186/s41606-017-0015-6.

12. WARE M.. What Are the Health Benefits of Vitamin D? Medical News Today, November 13, 2017,
www.medicalnewstoday.com/articles/161618.php.

13. WILSON DL.. Eye movement desensitization and reprocessing: Effectiveness and autonomic correlates. Journal of Behavior Therapy and Experimental Psychiatry 27, 1996,
https://www.ncbi.nlm.nih.gov/pubmed/8959423

14. WIVEKA R. ET Al.. The effects of Mindfulness Meditation on Cognitive Processes and Affect in Patients With Past Depression. Springer Link,

August 2004,
**https://link.springer.com/article/10.1023/B:COTR.0
000045557.15923.96**

15. WURTMAN R.J.. Brain serotonin carbohydrate-craving, obesity and depression. November 3, 1995,
www.ncbi.nlm.nih.gov/pubmed/8697046

16. ZARIFIAN E.. En France, le recours aux drogues a de quoi s'inquiéter. Le Figaro, p.23, 2002.

Ce livre a été imprimé en France

Dépôt légal : Mai 2020